W0264939

Bewusstlos zum Glück

ONKel fiSCH
Adrian Engels & Markus Riedinger

Bewusstlos zum Glück

Leere und haltlose Versprechungen

WortArt

1. Auflage 2010

Projektkoordination: Alexander Stelkens; Judith Ngo
Druck und Bindung: optimal media production GmbH, Röbel
Redaktion und Lektorat: Achim Mantscheff
Layout und Satz: Gerd Wiechcinski
Umschlaggestaltung: Friedemann Weise, inbeige
Umschlagabbildung & Fotos: © Rainer Holz

Printed in Germany

ISBN 978-3-8419-0018-0
Vertrieb: Edel Germany GmbH, Hamburg | www.edel.de

Der gehaltvolle Inhalt dieses wertvollen Buches:

Worte der Vorbereitung

Herzlichen Glückwunsch, liebe Leserin, lieber Leser.

Schon jetzt hat sich Ihr Leben grundlegend verändert.

Wie? Was? Warum?

Nun, Sie lesen ein Buch!

Anstatt vor dem Fernseher zu hängen und darauf zu warten, dass Ihr Leben möglichst unbemerkt an Ihnen vorbeizieht.

Und dann auch noch das wichtigste Buch Ihres Lebens.

Bewusstlos zum Glück zeigt Ihnen vielleicht den garantierten Weg zum größtmöglichen Glück.

In 14 wertvollen Kapiteln voll uralter Weisheit werden Sie unter Umständen auf jeden Fall das Geheimnis ewigen Lebens finden.

100 % unserer Leser werden eventuell mehr Geld verdienen, besser Aussehen und eine perfekte Partnerschaft führen.

Schluss mit leeren und haltlosen Versprechungen.

Sparen Sie tausende von Euro für »Wunderheiler«, »Wellness-Gurus« und »Selbsterfahrungswochenenden in lauwarmem Wasser«.

Mit *Bewusstlos zum Glück* erhalten Sie den zukünftigen Bestseller und Standardratgeber in wahrscheinlich allen Fragen zu Ihrer Geburt, Ihrer Pubertät, Ihrer Midlife-Crisis und Ihrer Transformation in ein spirituelles Lichtwesen.

Alle Weisheiten dieses Buches sind wahr.
Alle Übungen wurden mit studentischen Hilfskräften mehrfach besprochen.
Alle Tipps und Tricks können direkt und schnell mit Haushaltsmitteln nachgemacht werden.

Vertrauen Sie diesem Buch, es kann Ihnen nichts passieren. Und falls doch, verweist die Redaktion auf den Haftungsausschluss im klein gedruckten Rechtsteil irgendwo versteckt auf den hinteren Seiten.

Jedes Umblättern ist das Aufschlagen eines neuen Kapitels Ihres Lebens.

Greifen Sie nach den reifen Früchten.

Sie können es schaffen.

Lesen Sie sich jetzt *Bewusstlos zum Glück*,

Ihr Autorenteam.

Wellness

[~wohlfühlen~]

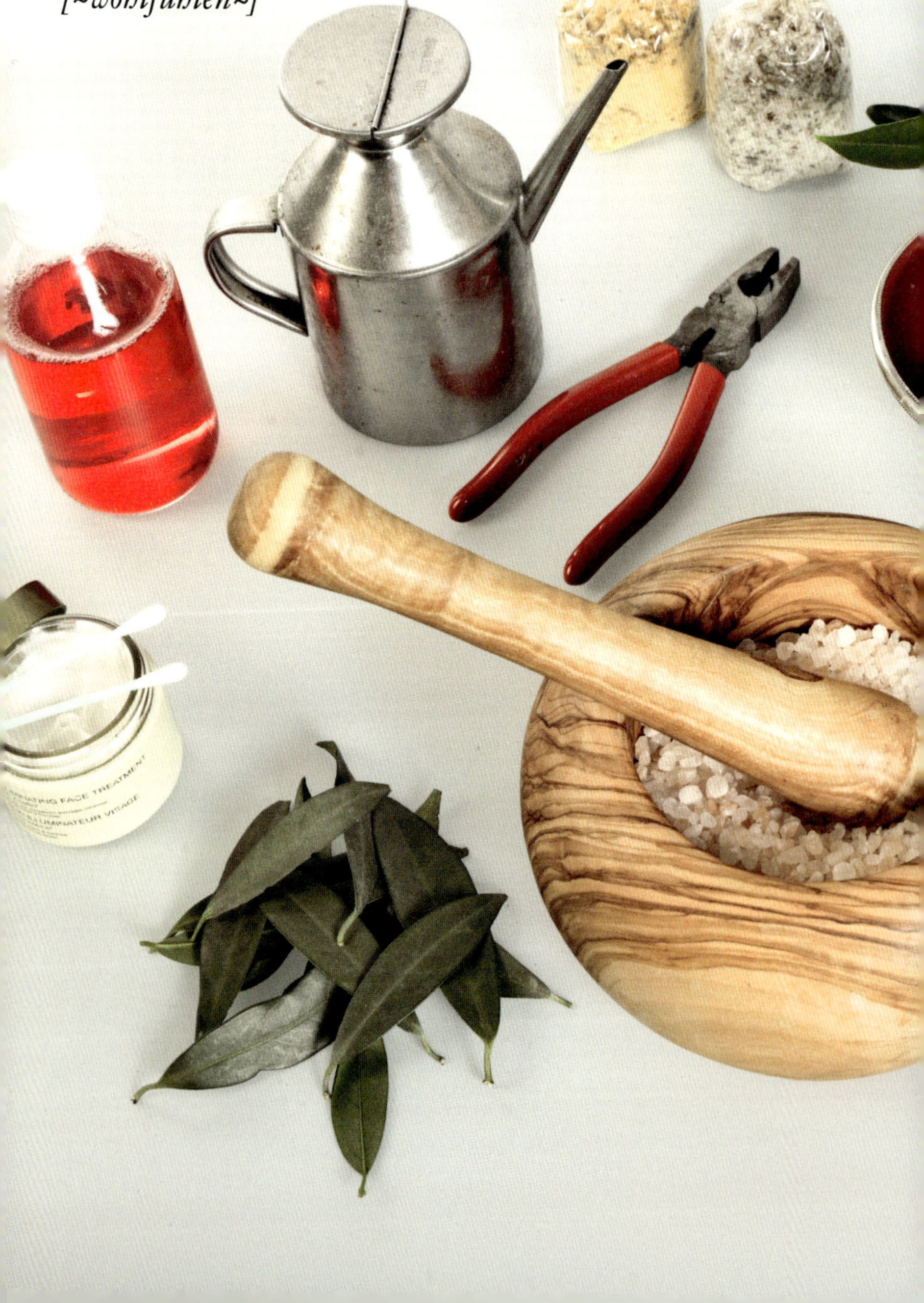

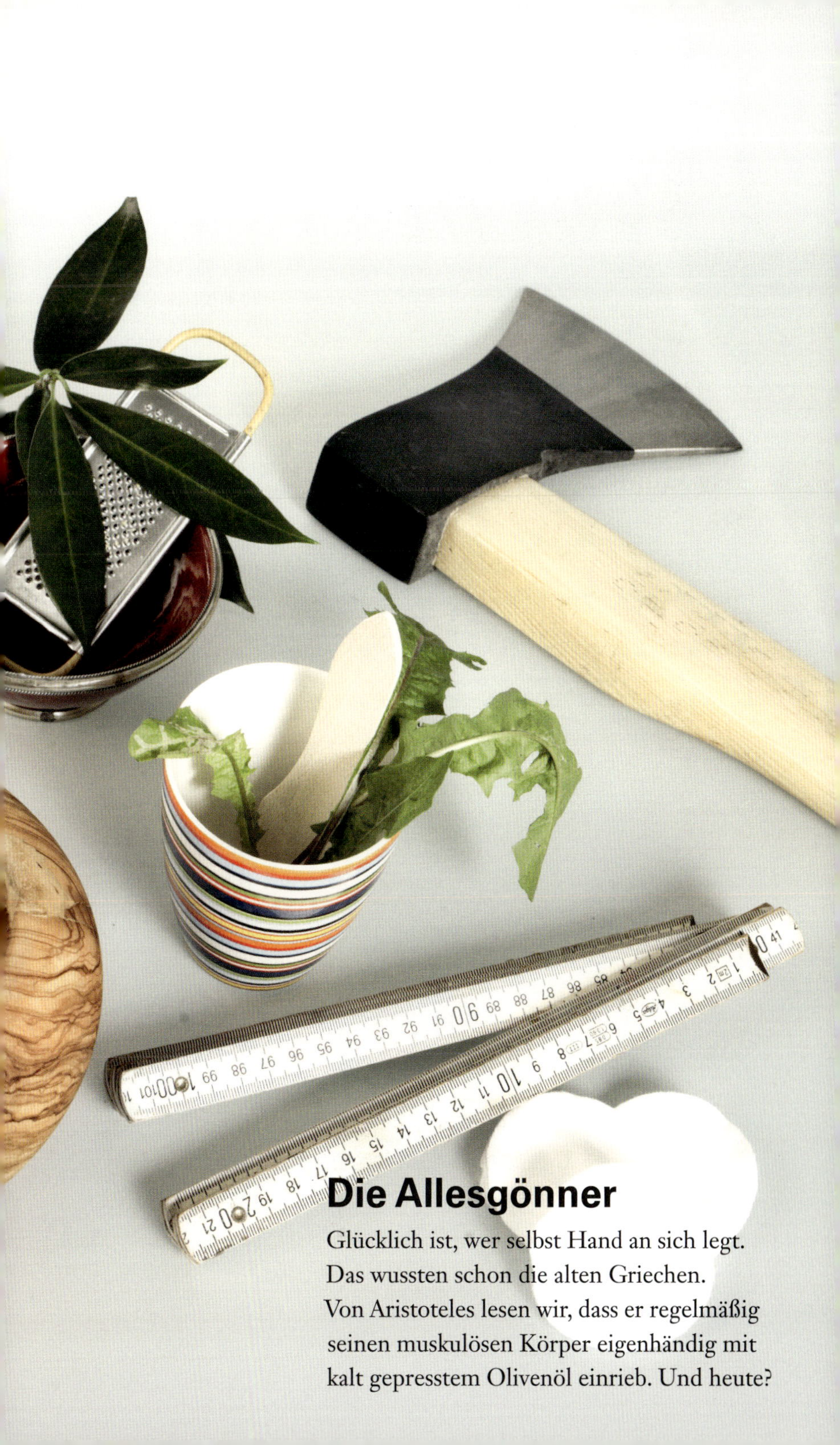

Die Allesgönner

Glücklich ist, wer selbst Hand an sich legt. Das wussten schon die alten Griechen. Von Aristoteles lesen wir, dass er regelmäßig seinen muskulösen Körper eigenhändig mit kalt gepresstem Olivenöl einrieb. Und heute?

Ich gönn mir was!

Weltweit geben die Menschen 867 Milliarden Dollar für Wellness aus. Das liegt nicht daran, dass es so viele Aktive gibt, sondern daran, dass Wellness so teuer ist. Wer kann sich denn heute noch 867 Milliarden Dollar leisten? Dabei ist Selbermachen so einfach.

Wellness Selbermachen

My Home is my Wellness Farm

Wellness ist einfach, geht schnell und macht Spaß. In diesem Kapitel geben wir Ihnen elf Tipps, die Sie in nur fünf Minuten mit Dingen nachmachen können, die jeder zu Hause hat. Viel Spaß beim Nachmachen.

Für Gesicht und Seele

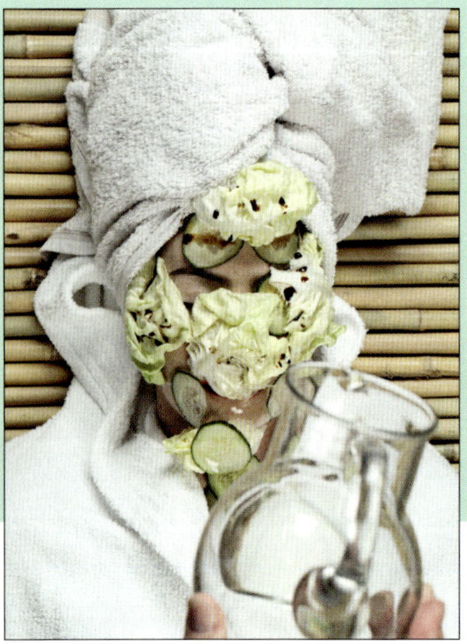

Salatmaske

Dekorieren Sie den gewaschenen und gezupften Salat gleichmäßig auf Ihrem Gesicht. Schnippeln Sie ein paar Tomaten, Zwiebeln und Mais dazu. Mehrere Stunden einwirken lassen. Wir empfehlen dazu einen Essig-Öl-Stirnguss und Weißbrot.

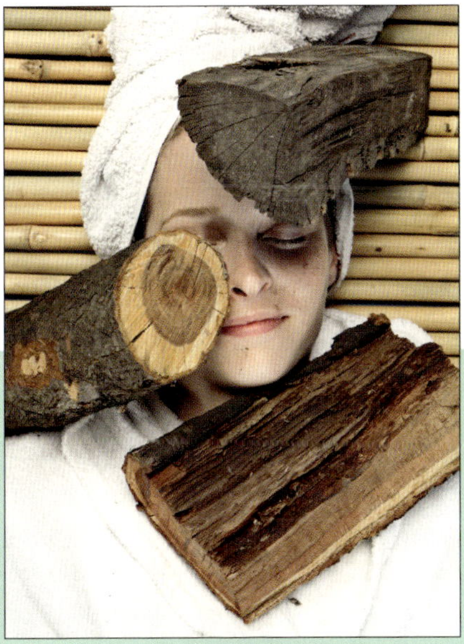

Pinocchio-Maske

Gut abgelagertes Kamin-Buchenholz ist seit jeher ein prima Mittel gegen Tränensäcke. Stapeln Sie die Scheite bündig über die Augen. Das Holz zieht Feuchtigkeit und gibt eine schöne Maserung auf dem Gesicht.

Ich kann mich gut riechen

Margarinemaske

Der neue Trend aus den USA heißt *mobile margarine*. Eine Schale Margarine passt in jede Handtasche und ist ein gutes Lipidbad für unterwegs. Für zu Hause empfehlen wir den Mayonnaiseeimer.

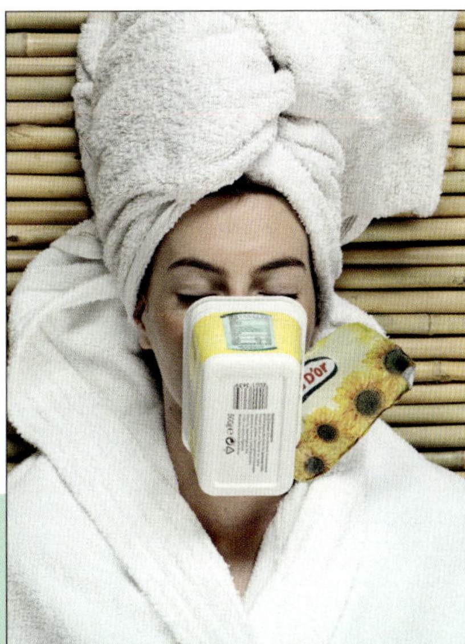

Mal auf die anderen pfeifen

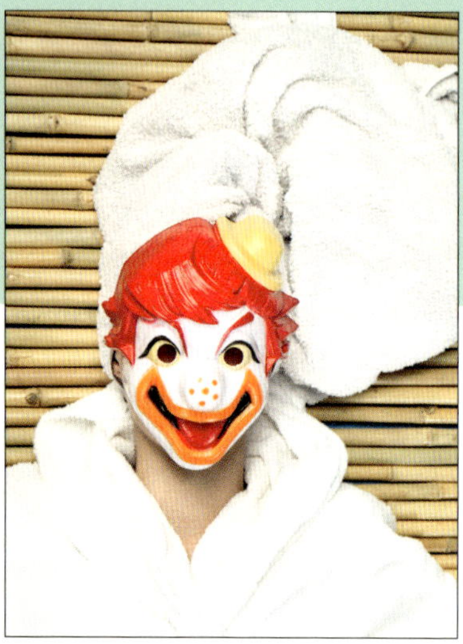

Anti-Depressionsmaske

Mit dieser Maske können Sie gar nicht mehr schlecht drauf sein – gute Laune kommt von außen.

Meine Frisur hält

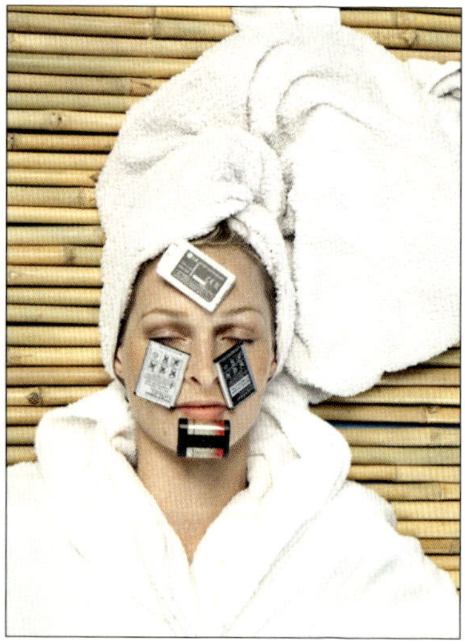

Akkupressur-Maske

Sie können jeden beliebigen Handyakku benutzen. Natürlich muss er möglichst frisch aufgeladen sein, weil er sonst keine Vitamine bindet.
Für eine Ganztageskur können Sie sich auch einen Akkuschrauber an die Backe binden.

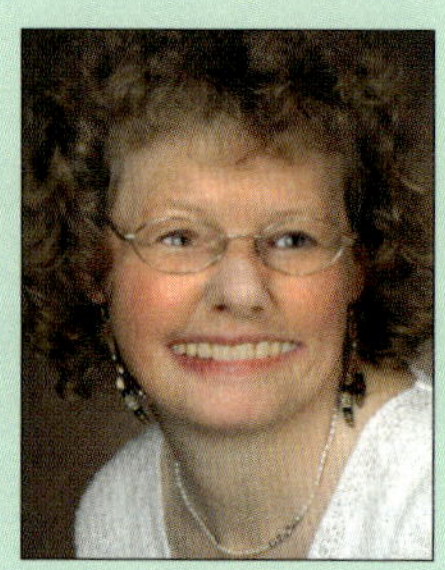

Was die Experten sagen:

Philatelistin Dr. Jeanette Rosenbaum: »Wellness zum Selbermachen ist eine tolle Sache. Aber von Briefmarken-Wellness rate ich ausdrücklich ab. Gerade historische Marken könnten danach entscheidend jünger wirken.«

Punkt für Punkt – Akupunktur zu Hause

Die Meridiane zu treffen ist mit Gabeln kinderleicht. Statt einer winzigen Nadel haben Sie vier breite Zinken, was die Trefferquote vervierfacht.

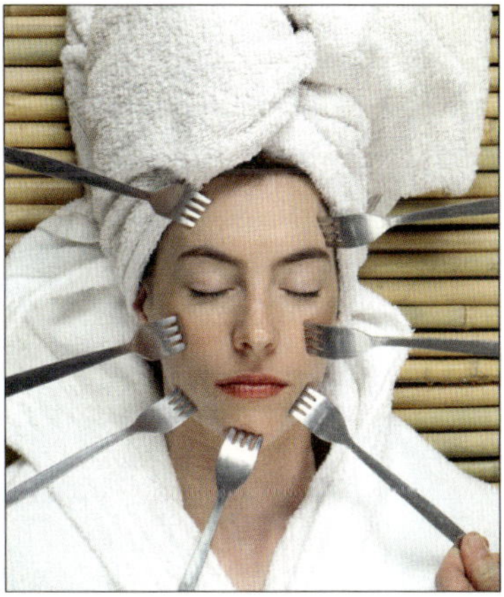

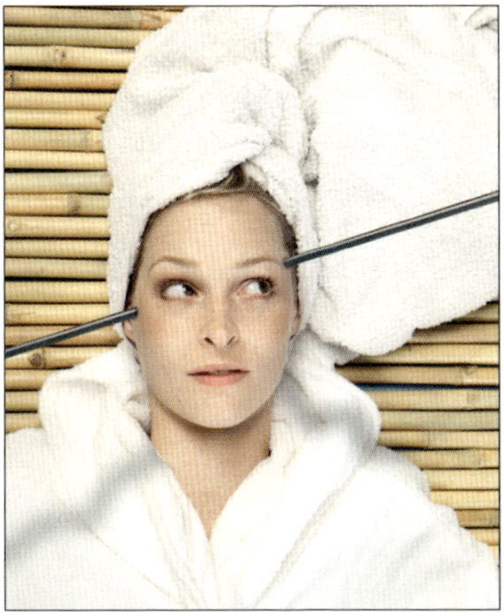

Japanische Walfischakupunktur

In Ihrem Gartenschuppen finden Sie bestimmt irgendwo noch eine alte Harpune. Die Walfisch-Akupunktur ist eine Partnerübung, bei der Sie zu Anfang etwas Geduld haben müssen, bis der Werfer das Ohr zielsicher durchschießt.

Heute lass ich mich volllaufen

Koffein-Kur-Spülung

Haare lieben Koffein. Haben Sie eine schlaffe Matte? Verwandeln Sie sie mit nur einem Aufguss in aktive Haare.

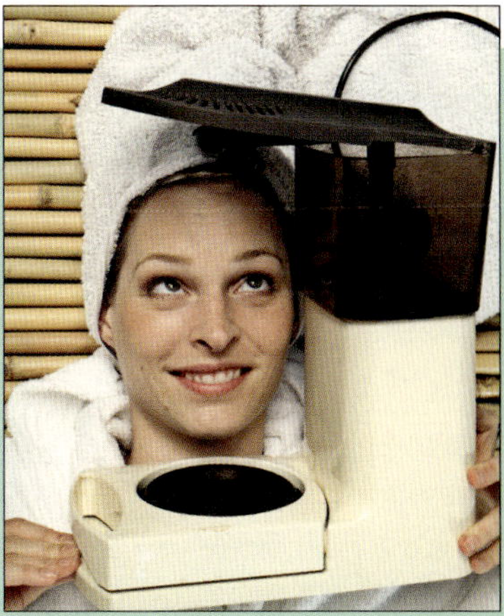

Kopfsauna

Den Kopf gleichmäßig in Alufolie einwickeln. Der Schweiß öffnet die Poren, befreit sie und macht die Haut babyzart. Tipp: Etwas Gemüse beigeben und nach dem Öffnen Frühlingsquark auftragen.

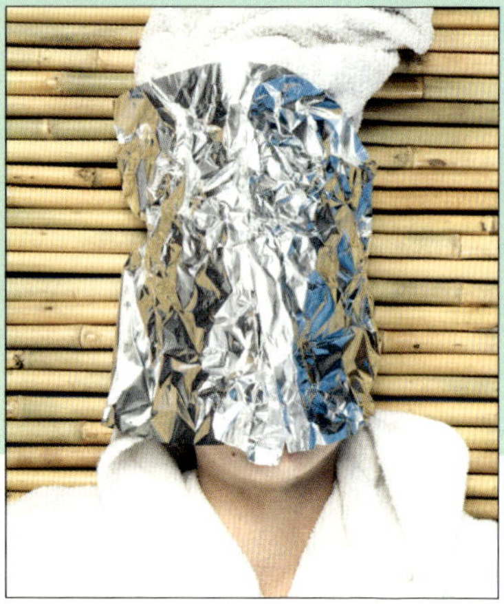

Und jetzt etwas rohes Fleisch

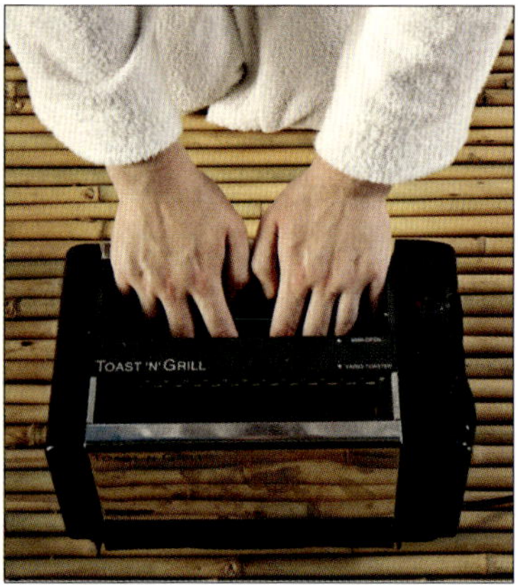

Knusprige Hände

Weil unsere Hände größeren Belastungen ausgesetzt sind, altern sie früher als der Rest unseres Körpers. Wer seine Hände jedoch immer schön warm hält, fördert die Durchblutung, strafft das Gewebe und freut sich über gesunde, rote Haut.

Wellness for less – pflegen und sparen

Hier noch ein paar klasse Anregungen, die überteuerte Beauty-und-Health-Programme überflüssig machen. Vielleicht haben Sie ja selbst noch ein paar Ideen. Wellbalanced people kennen keine Grenzen.

- Schrubb-Schrubb – Glatte Haut durch Bohnerwachs
- Besser sehen mit einer Glasrein-Augenspülung
- Mit Naturessig die Venen entkalken
- Stufenloses, automatisches Schröpfen mit dem Staubsauger
- Nasennebenhöhlen-Befreien mit dem Staubwedel
- Warme Fußpflege – großflächiges Hornhautraspeln mit dem Heizkörper

- Fühlen Sie sich einen Tag lang wie Kleopatra – streuen Sie sich Sand in die Sandale
- Schlagen Sie Ihrem Kieferorthopäden ein Schnippchen – Zahnklammern für die ganze Familie selbst biegen – aus Drahtkleiderbügeln
- Nie wieder zum Friseur – 54 trendige Frisuren mit dem Bügeleisen auf Stufe Baumwolle

Jetzt geh ich erstmal auf's Klo

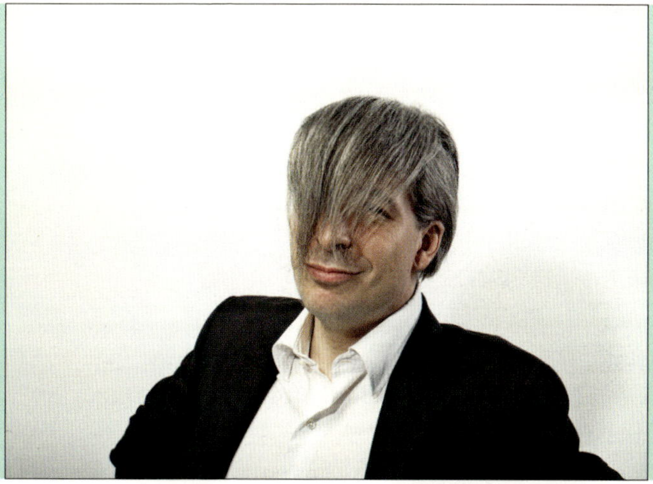

Vorher

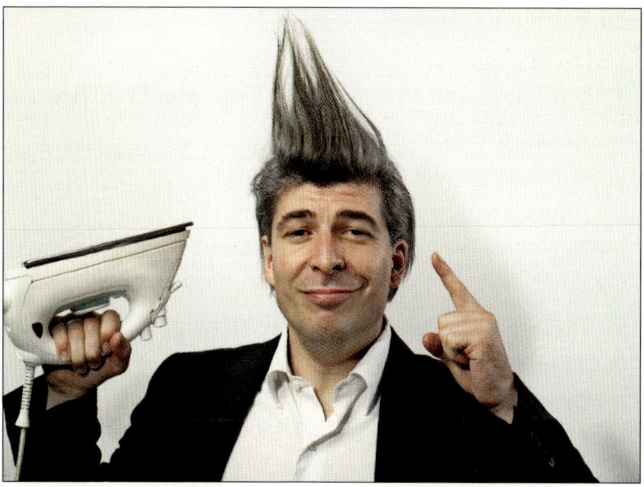

Nachher

DER CHECK:
Fünf Fragen an mich selbst:

1. Warum ist es ökologisch fragwürdig, eine Mignon-Wegwerfbatterien-Pressur zu machen?

a) Ist es gar nicht
b) Ist es doch
c) Gar nicht
d) Doch

2. Wer ist Pinocchio?

a) Der vom Kinderteller
b) Der vom Eis
c) Der heißt nicht Pinocchio, sondern Mario Nette

3. Von wegen Masken – haben Bankräuber eine zartere Haut als Bauarbeiter?

a) Logisch
b) Ja, bis auf Schweißer
c) Versteh ich nicht

4. Ich habe eine Harpune im Kopf stecken. Was tue ich gegen die Schmerzen?

a) mit Kopfschmerztabletten verfugen
b) Eine Gartenharke in den Fußmeridian
c) Mich ärgern, ich sollte nicht alles blind nachmachen

5. Für wen ist Maskenball der richtige Sport?

a) Tennis Rodman
b) Joan Baezball
c) Lukas Podolskifahren

Direkt-Losleg-Seite

Die dufte Seite

An der gestrichelten Linie heraustrennen
und in einem feuerfesten Gefäß abbrennen.
Den ätherischen Rauch inhalieren – der intensive
Geruch von brennendem Papier, Kohlenmonoxid
und Buchleim regt Ihre Sinne an und kann
süchtig machen. In diesem Fall empfehlen wir den
Kauf eines zweiten Buches.

Direkt-Losleg-Seite

Die Wutseite

Schlucken Sie den Alltagsärger nicht einfach herunter. Lernen Sie kreativ damit umzugehen. An der gestrichelten Linie heraustrennen, zusammenknüllen und gegen die Wand werfen.

Denkanstoß To Go

Fünf Minuten Nachdenken, die Ihr Leben verändern können.

Das Reitervolk der Hrsigen – beheimatet auf den weiten Grasebenen im rauen Kaukasus-Vorland – lebt im Einklang mit Pferd und Steppen. Die Hrsigen gehen davon aus, dass der menschliche Körper zu 92 % aus Gras besteht. Krankheiten behandeln sie von jeher, indem sie feuchte Erde in ihre Stiefel stecken und regelmäßig gießen.

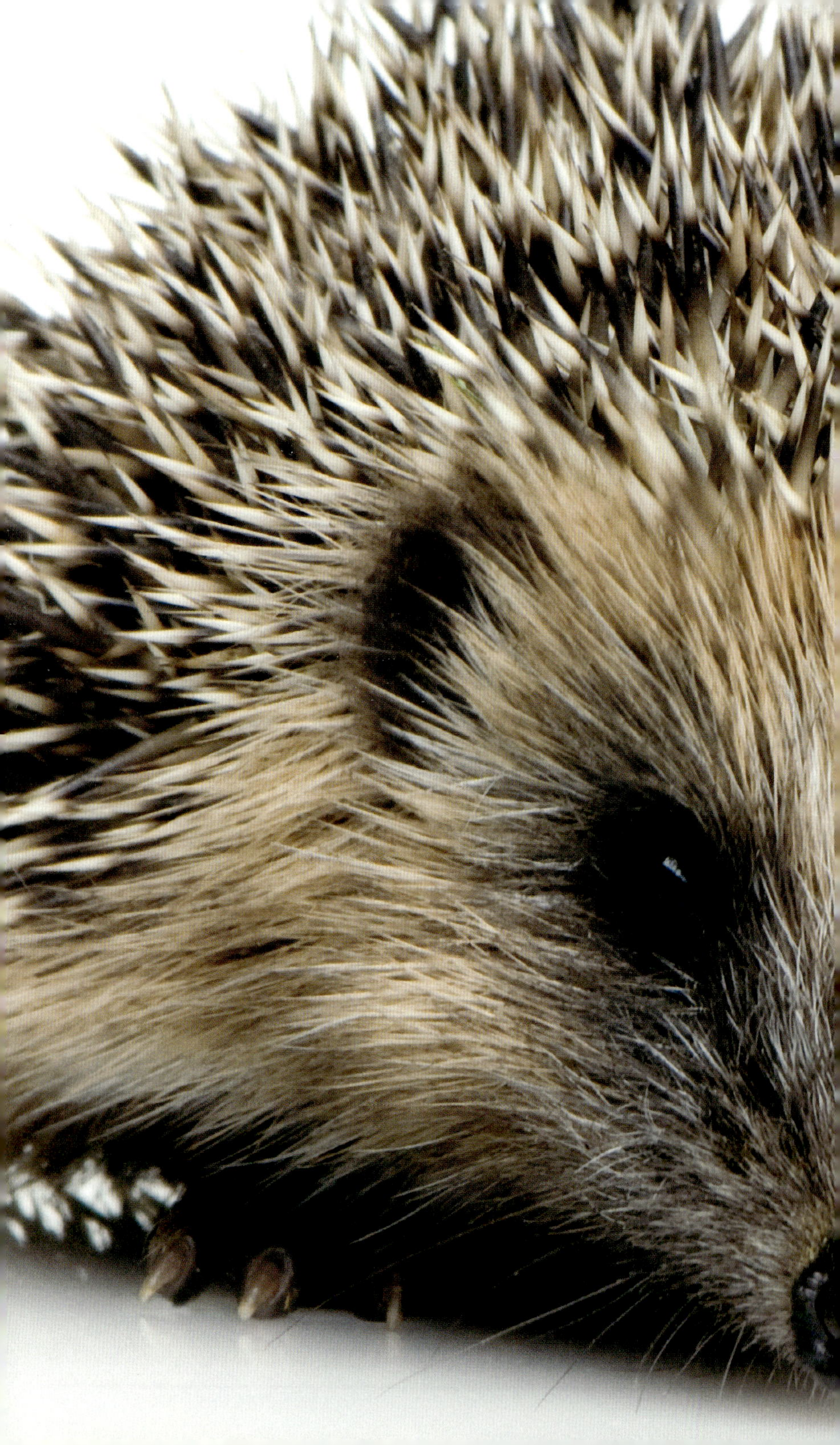

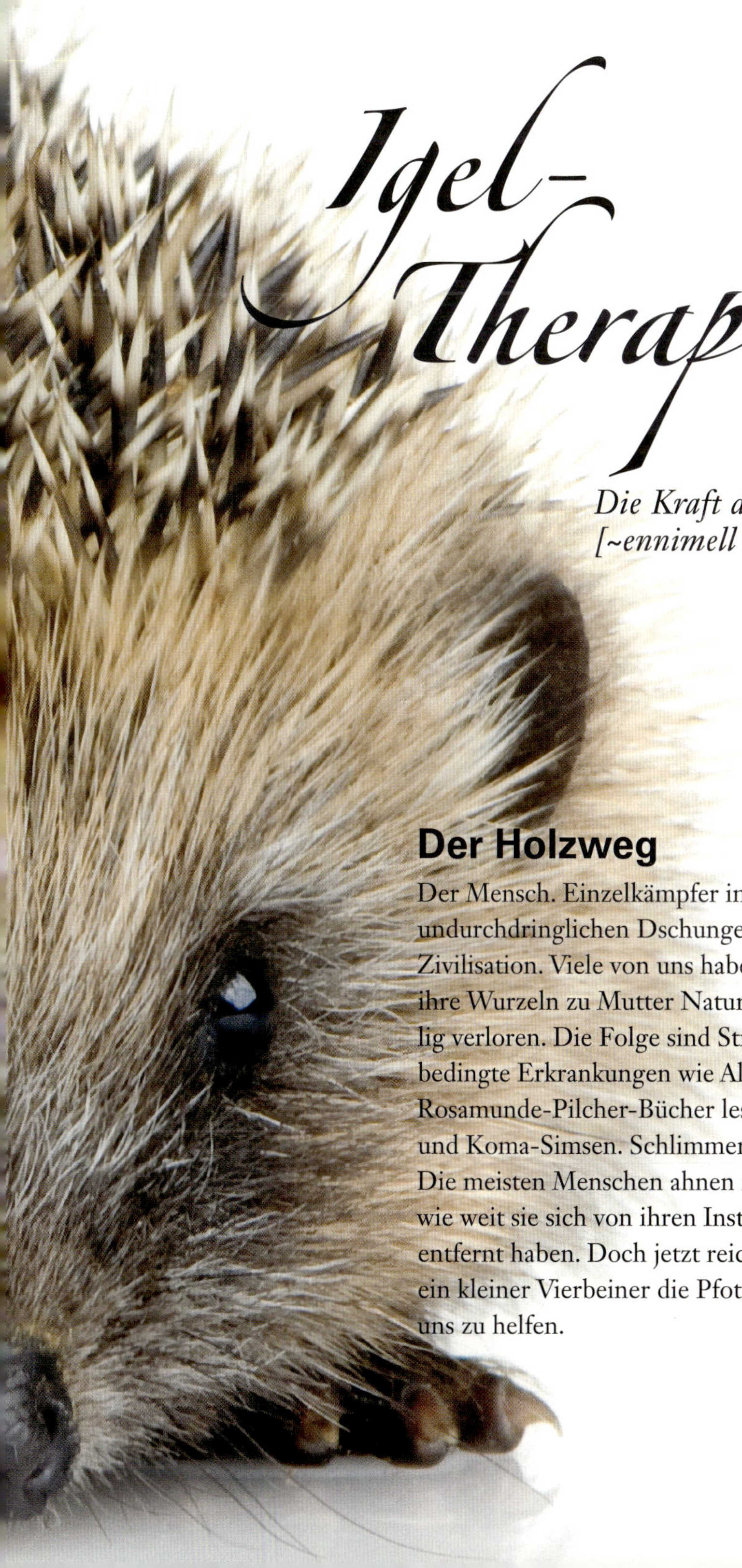

Igel-Therapie

Die Kraft der Tiere
[~ennimell pusch~]

Der Holzweg

Der Mensch. Einzelkämpfer im undurchdringlichen Dschungel der Zivilisation. Viele von uns haben ihre Wurzeln zu Mutter Natur völlig verloren. Die Folge sind Stress bedingte Erkrankungen wie Allergien, Rosamunde-Pilcher-Bücher lesen und Koma-Simsen. Schlimmer noch: Die meisten Menschen ahnen nicht, wie weit sie sich von ihren Instinkten entfernt haben. Doch jetzt reicht uns ein kleiner Vierbeiner die Pfote, um uns zu helfen.

Der stachelige Weg

Seit mehr als fünfzehn Jahren widmet sich der ungarische Arzt und Gehirnforscher Dr. Geörgy Heczoki dem Thema »Igel und Heilung«. Eher zufällig kam er auf den Gedanken, drei seiner chronisch niedergeschlagenen Patienten zu den Igeln zu führen. Der unglaubliche Erfolg dieses Experimentes inspiriert seitdem Psychologen und Tierforscher zu gleichen Teilen. Nehmen wir die verlorene Verbindung mit unserem natürlichen Ursprung wieder auf.

Die Igel-Therapie

Berührt fürs Leben

Geschichten von Igeln kennen wir alle: Kinder, die sich im Wald verirrten und von Igeln nach Hause geführt wurden. Schwerverletzte Jogger, die von einem Schwarm Igel zur nächsten Straße gezogen wurden. Oder verzweifelte Menschen, die mit einem Seil in der Hand nach einem Ast suchten, und denen das kecke Fiepsen der spielenden Igel wieder Lebensmut einflößte.

Unzählige Studien der letzten Jahrzehnte haben uns gezeigt, dass der Igel viel intelligenter ist als bislang angenommen.

Sein hochkomplexes Sozialverhalten, seine geringe Scheidungsquote und die Erfindung der »Mecki-Frisur« machen ihn zu einem der faszinierendsten Vertreter der Tierwelt. Aber erst eigenwillige Forscher wie Dr. Heczoki erkannten, dass der Kontakt zwischen Igel und Mensch zu spektakulären Heilungen führen kann.

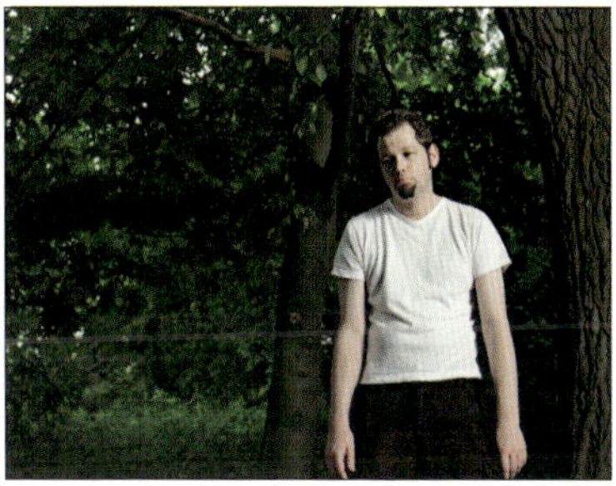

Depressiver Patient unmittelbar vor der Behandlung

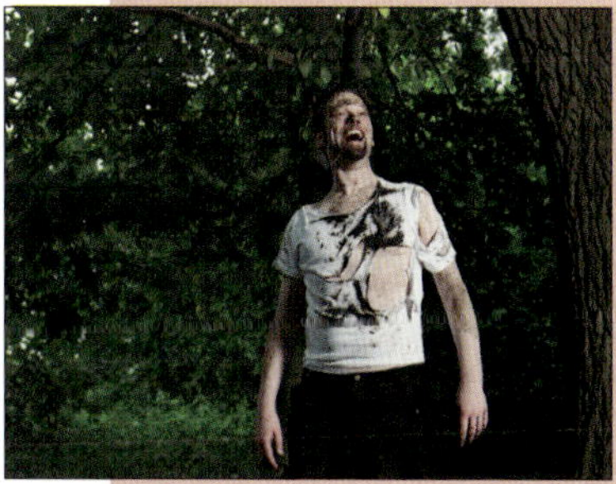

Post-depressiver Patient unmittelbar nach der Behandlung

Igel sind nicht nur überaus freundlich, sondern gehen ohne jegliche Scheu dem Menschen entgegen. Instinktiv erkennen sie in einer Gruppe die seelisch labilen Personen und suchen diese zu unterstützen. Mit Berührungen animieren sie den Patienten, selbst zu agieren, seinem Körper wieder zu vertrauen und die Welt für einen heilsamen Moment mit Igelaugen zu sehen.

Patrick Erinazeus vom *Deutschen Institut für Igel-Therapie* erklärt hierzu: »Igel besitzen die Fähigkeit, mit ihrem Ultraradar-System das menschliche Energie-Cluster zu scannen und die Lebensenergie Chi zielgenau wie ein Laserstrahl auf der marinaden Frequenz zu senden. Das wurde auch durch das *Département Interspecial der Université de la Folque Sauche Oule* in Turin bestätigt.«

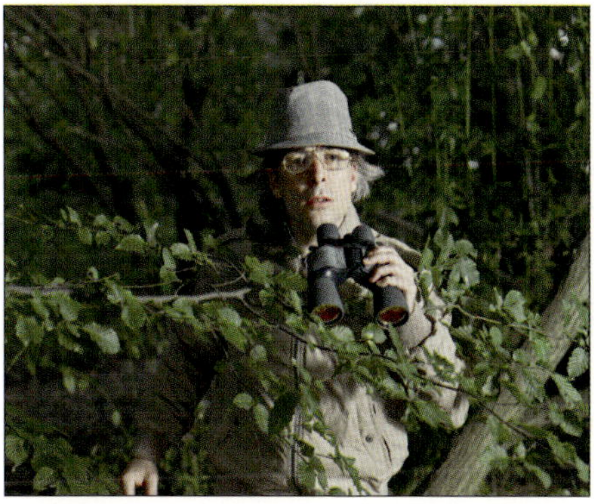

Patrick Erinazeus, Igelsucher und FKK-Freund

Igeltherapie für jedermann?

Igel können praktisch jedem helfen. Hier ein kleiner Test. Wenn Sie von folgenden Fragen mehr als zwei zumindest mit »Vielleicht« beantworten können, sind Sie reif für die Igel.

- Erscheint mir mein Leben manches Mal sinnlos und kalt?
- Träume ich tief in mir drin von einem Neuanfang?
- Habe ich in den letzten dreißig Jahren mal geweint?
- Fällt es mir immer schwerer, mich mit Kollegen beim Feiern zu Betrinken?
- Denke ich manchmal an den Tod, meine Eltern oder meine Termine nächste Woche?
- Bin ich immer mal wieder unzufrieden?

Sehen Sie? Wir wussten es.
Patrick Erinazeus: »Wenn wir alle ein bisschen wie die Igel wären, dann wären wir erfolgreich *und* glücklich!«

Ein kleiner Stups, ein großer Step

Das bekannteste Igeltherapie-Zentrum ist mit Sicherheit der *International Igel Institute Paraiso* auf der Kanareninsel La Gomera. Millionen hilfesuchender Menschen aus aller Welt haben hier bereits erfolgreich Igelenergie getankt.

Die Therapeuten bereiten die Patienten in Einzelgesprächen und Gruppengesängen auf die erste Begegnung mit den hochsensiblen Tieren vor. Dann kommt der große Tag. Mit dem Elektrofahrzeug geht es tief in die Wälder des El Paraiso Ressorts, bis zu den traditionellen Tummelplätzen der Igel. Die Patienten legen sich still auf den grünen Moosboden. Oft dauert es nur wenige Tage bis die ersten Igel auftauchen. Dieser Moment wird in Erfahrungsberichten als »magisch« oder auch »spirituell 1a« bezeichnet.

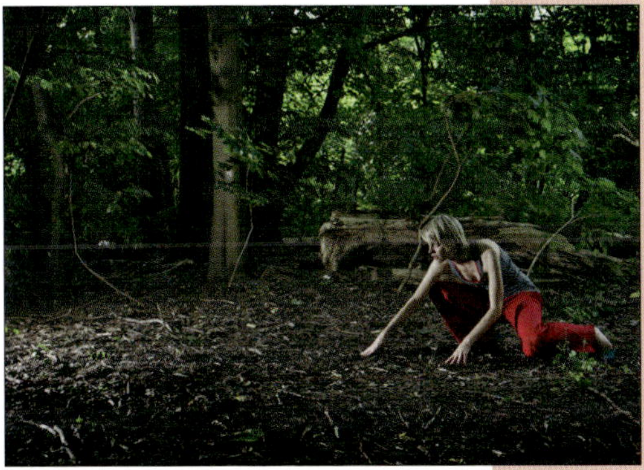

Phase 1: Igel-Seeking

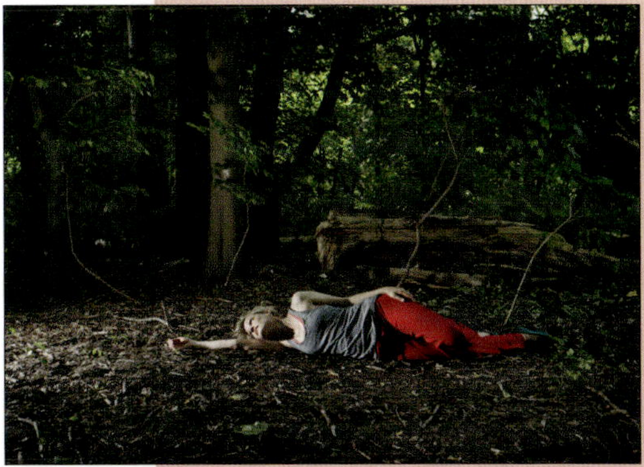

Phase 2: Igel-Awaiting

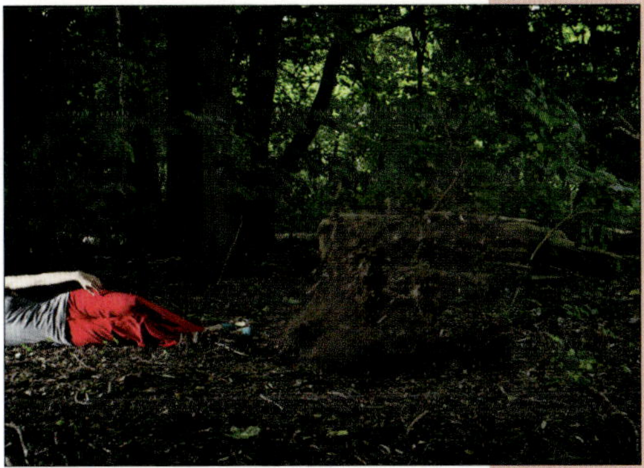

Phase 3: Igel-Therapy

Hauke P. aus Versmold: »Ich spürte etwas Feuchtes an meinem Bein. Ich schaute vorsichtig an mir herunter, und da war der Igel. Er stupste mich immer wieder. Ich spürte Wellen des Glücks durch meinen Körper dringen. Weitere Tiere kamen. Mir wurde ganz leicht. Ich verlor jegliches Zeitgefühl und bemerkte überhaupt nicht, dass die Igel mich bereits fünf Kilometer durch den Wald gezerrt hatten.«

Eine allumfassende Igelbehandlung sieht mehrere Sitzungen mit den Tieren vor. Patienten werden hierbei immer selbstsicherer und lassen sich spielerisch von den Igeln umherziehen. Das Spielen gehört durchaus zum natürlichen Verhalten der Igel. Wir kennen es aus den Igel-Shows im Zoo, in denen Igel ihre Salti schlagen, Bälle balancieren und dem Pfleger einen Wurm aus dem Mund schnappen.

Am Ende der Behandlung steht das große Abschlussgespräch. Hier wird noch einmal Jodtinktur auf die Schürfwunden und die Stachelverletzungen gepinselt. Außerdem geht man gemeinsam Schritt für Schritt die konkreten Anwendungsmöglichkeiten des Erlebten für den Alltag durch.

Kritische Worte

Die Kosten einer Igeltherapie sind immens. Flug, Hotelaufenthalt, Würmer, all das kann so manche Portokasse an den Rand der Liquidität treiben. Leider weigern sich die Krankenkassen, diese Kosten zu übernehmen. Für sie gibt es keinen schulmedizinisch nachweisbaren Effekt dieser Therapieform. Auch bemängeln sie, dass die Igel auf La Gomera nicht wirklich in Freiheit leben. Die Fütterung und Einzäunung der Tiere hätte sie ihrer natürlichen Instinkte beraubt, und die Kassen schlagen ihrerseits für die Igel eine klassische Psychotherapie vor.

Zur finanziellen Unterstützung kann man sich allerdings direkt an den *International Igel Found* wenden, der weltweit Spenden sammelt, um sozial benachteiligten Menschen diese einzigartige Erfahrung zu ermöglichen.

Wenn sie selber spenden möchten:

Financial Cleaning Bank International
Cayman Islands
Konto: R-276 800 666 287999
Kennwort: Igel-Treasure-Island

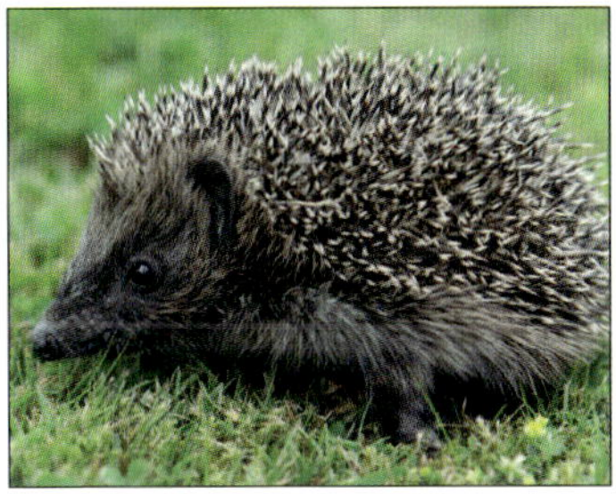

Mythologische Geschichte der Igel

Igel haben eine lange, spirituelle Tradition und sind in den Geschichten und Sagen der Völker eine feste Größe. Wer kennt nicht die Fabel vom Hasen und Igel, in der der Hase lernt, das weibliche und männliche Igel äußerlich nicht zu unterscheiden sind, und dass sinnloses Hin-und-her-Hetzen niemals zu Glück und Erfolg führt.

Unbekannter ist die griechische Sage *Menahe und der Igel*, in der Zeus als Igel sich der schönen Menahe nähert. In der Malerei ist der Igel auch das Sinnbild des göttlichen Geschenks (siehe auch Luciano di Fontanellas Gemälde »Der Stachel«).

In den Sprichwörten der Klopsi-Indianer aus dem Michu-Pachu-Becken finden wir ebenfalls Wissenswertes: »Einen Igel zu lutschen ist eine echte Alternative zu Bienen.«

In der Artus-Sage der Kelten ist das letzte Bündnis zwischen Mensch und Igel beschrieben. Beim letzten Angriff der Wikinger schlagen Artus und seine Ritter mit Hilfe der tapferen Igel die Eindringlinge zurück, obwohl sie ihre Waffen verloren hatten.

Aus dieser heroischen Geschichte entwickelt sich im Laufe der Jahrhunderte ein englischer Volkssport: Das Dartwerfen.

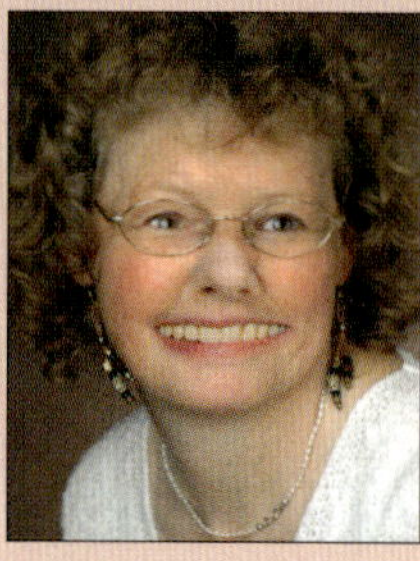

Was die Experten sagen:

Philatelistin Dr. Jeanette Rosenbaum: »Seit meiner ersten Begegnung mit den Igeln 1967 in einer Frauenzeitschrift im Wartezimmer meiner Hautärztin bin ich ein echter Fan. Den kleinen stachligen Kugeln zu Ehren habe ich die 3-D-Briefmarke erfunden, mit Zähnen rundherum.«

Alternative Igel-Therapien

Wer nicht die weite Reise nach La Gomera antreten möchte und trotzdem von den positiven Aspekten der Igel-Therapie profitieren will, dem seien folgende Tipps ans Herz gelegt.

Einigeln

Eine tolle und einfache Möglichkeit dem Igel nah zu sein ist die 3-Monats-Kur *Einigeln*. Begeben Sie sich in ihren Garten, kriechen Sie in einen Laubhaufen unter der Hecke. Schließen Sie die Augen und halten Sie Winterschlaf. Mit etwas Glück kuschelt sich vielleicht sogar ein echter Igel an. Nach zwölf Wochen werden Sie nicht nur völlig ausgeruht, voller Energie und voller Laub aufwachen. *Einigeln* ist auch ein klasse Weg, Gewicht zu verlieren.

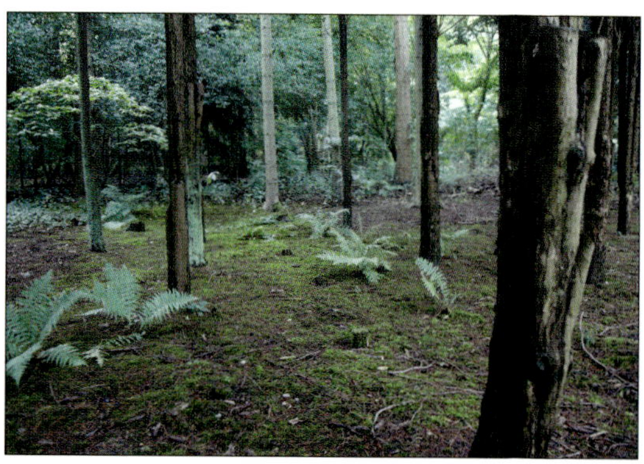

Tolle Stelle zum Einigeln, Zur Alten Mühle 145, 07432 Klein Prochnow, eingesandt von Leserin Gesine Paul.

Igel zu Hause

Einen Igel zu Hause kann sich jeder leisten. Packen sie das Tier in einen Glaskasten aus dem Fachgeschäft und stellen Sie ihn möglichst in die Mitte ihrer Wohnung. Von dort strahlt der Igel sein Chi gleichmäßig in alle Räume aus. Achten Sie auf ausreichende Beleuchtung und pflanzen Sie ein paar Algen in den Kasten. Bei guter Pflege werden Sie bis zu sechs Monate Freude an dem Tier haben.

Igel-Müsli

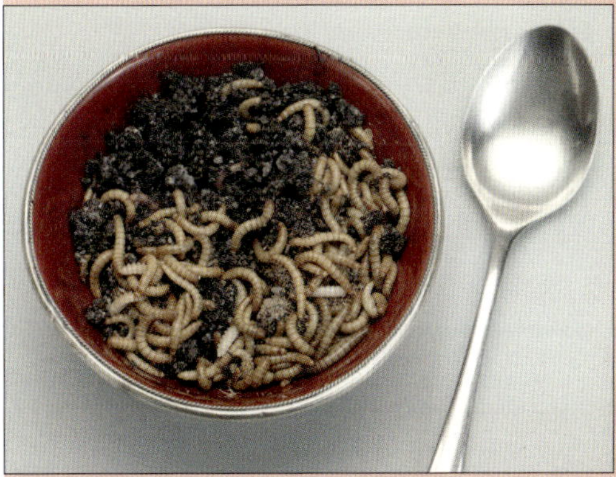

Igel-Müsli finden Sie in keinem Supermarkt, sondern vor ihrer Haustür. Drehen Sie einen Stein um und ernten Sie Würmer, Käferlarven, Schnecken und mit etwas Glück sogar Eidechsen. Milch drüber und genießen, bevor alles wegläuft.
TIPP: Mit Bananen und Kokosflocken mögen auch coole Kids das Igel-Müsli.

Igelkissen

Vor allem bei windigen Internet-Versendern finden Sie immer wieder sogenannte Igelkissen. Angeblich sollen Ihnen diese Kissen mit einer Igelstachelfüllung positive Energie im Schlaf zuführen. Vor derartigen Angeboten können wir nur warnen. Die Igel, die für diese Kissen entstachelt werden, werden zu großen Teilen auf gewaltigen Igelfarmen in Indonesien gehalten. Die teils unzumutbaren Zustände deprimieren die Tiere und lassen sie lethargisch vor sich hin vegetieren. Eine heilende Wirkung kann durch minderwertige Stacheln von Zuchtigeln nicht nachgewiesen werden.

Wichtige Adressen

Deutsches Zentrum für Igeltherapie e.V.
Calle de los Pirineos 278a
Andorra la Vella

International Igel Institute Paraiso
Playa Paraiso 15
Barranco de San Sebastian de La Gomera

IIF – International Igel Found
c/o: Financial Cleaning Bank International
Cayman Islands

– Anzeige –

+++ nur für kurze Zeit +++ neu +++ Messeneuheit +++ edles Design +++
Nach neuestem Forschungsstand und mit Hilfe eines Fachmediziners entwickelt:

Sanistech™

Das 100% biologische IGELKISSEN

Sanistech
bei Schlafstörungen, Blasenschwäche, Rheuma, Amalgamallergie, Hühnerfüßen, Haarausfall, Migräne, Überempfindlichkeit, Magen-Darmbeschwerden, Laktosephobie – Schnelle Abhilfe – Problemlose Anwendung – Mit 24-Stunden-Geld-zurück-Garantie.

Sichern Sie sich jetzt als einer von 100 Bestellern die exklusive CD-Compilation »Litauen, meine Erde / Kuschelwurm 7 – Wurmgesänge für Verliebte«

Nur 1.229 Euro zzgl. 50 Euro Versand (nur innerhalb USA)

Bestellen Sie unter www.sanistech.com
made in Indonesia

DER CHECK:
Fünf Fragen an mich selbst:

1. Ich fühle mich schlaff. Wer kann mir helfen?
a) Ein Igel
b) Ein Kaktus
c) Ein umgedrehter Sprintschuh

**2. Ich bin ein Hase und ein befreundetes Igelpärchen lädt mich zu einem Wettrennen ein.
Was tue ich?**
a) Ich setze 100 Euro auf mich
b) Ich setz mich auf sie drauf
c) Ich verkaufe sie an indonesische Igelkissenhändler

3. Was ist der Vorteil am Standort Kaiman Inseln?
a) Tolle Wassersportbedingungen
b) Freundliche Finanzbehörden
c) Cocktails all inclusive

4. Mein Mann liegt seit drei Jahren winterschlafend im Komposthaufen. Ist er vielleicht tot?
a) Ja
b) Doch

5. Welche Band schrieb den Eso-Superhit »Fly like an Igel«?
a) Die Igels
b) Igel Kennedy
c) Sting

Denkanstoß To Go

Fünf Minuten Nachdenken, die Ihr Leben verändern können.

In Indien ernähren sich 200 000 000 Menschen streng nach der 34-Elemente-Lehre. Jedes der Elemente hat einen festgelegten Puja-Wert (nach der Matbatwa-Skala). Zusammengezählt ergibt ein göttliches Mahl immer 34 Puja.

1.	Holz	12
2.	Füße	3
3.	Wadenhaare	63
4.	Pfifferlinge	– 12
5.	Fensterputzmittel	0,58
6.	Eidechsen	10
7.	Bambusschwitze	6
8.	Federn	31
9.	Krokodil	34
10.	Granit	2
11.	Granini	17
12.	Harnstein	– 156
13.	Ohrläppchen	5
14.	Teppichschlingen	8^3
15.	Obst	– 3n + a
16.	Obst (vegetarisch)	10 €
17.	Obstler	Alter – 100
18.	Nebel	Alte – 100
19.	Glückströpfchen	8 Stk.
20.	K.O.-Tropfen	4
21.	Stalagmiten	13
22.	Sand	10
23.	Klingeldraht	0177-x
24.	Pizza Tonno mit Extrakäse	56 süß-sauer
25.	Stracciatella	3 pro Kind
26.	Telefonwahlscheiben	1234567890
27.	Gehackte	4
28.	Gewürfelte	16
29.	»Ich bin 30, helfen Sie mir über die Straße«-T-Shirts	30
30.	Mutterwitz	30+
31.	Mutter	PIN – 34
32.	Indischer Firnis	$a+b+c^2$
33.	Rost	1
34.	Frank	1

Direkt-Losleg-Seite

*Die gesalbte Seite**

Im markierten Feld leicht mit den Lippen berühren.
Verharren Sie und imaginieren Sie Ihren Wunsch.

*Das markierte Feld wurde von führenden Schamanen ausführlichst beleckt.

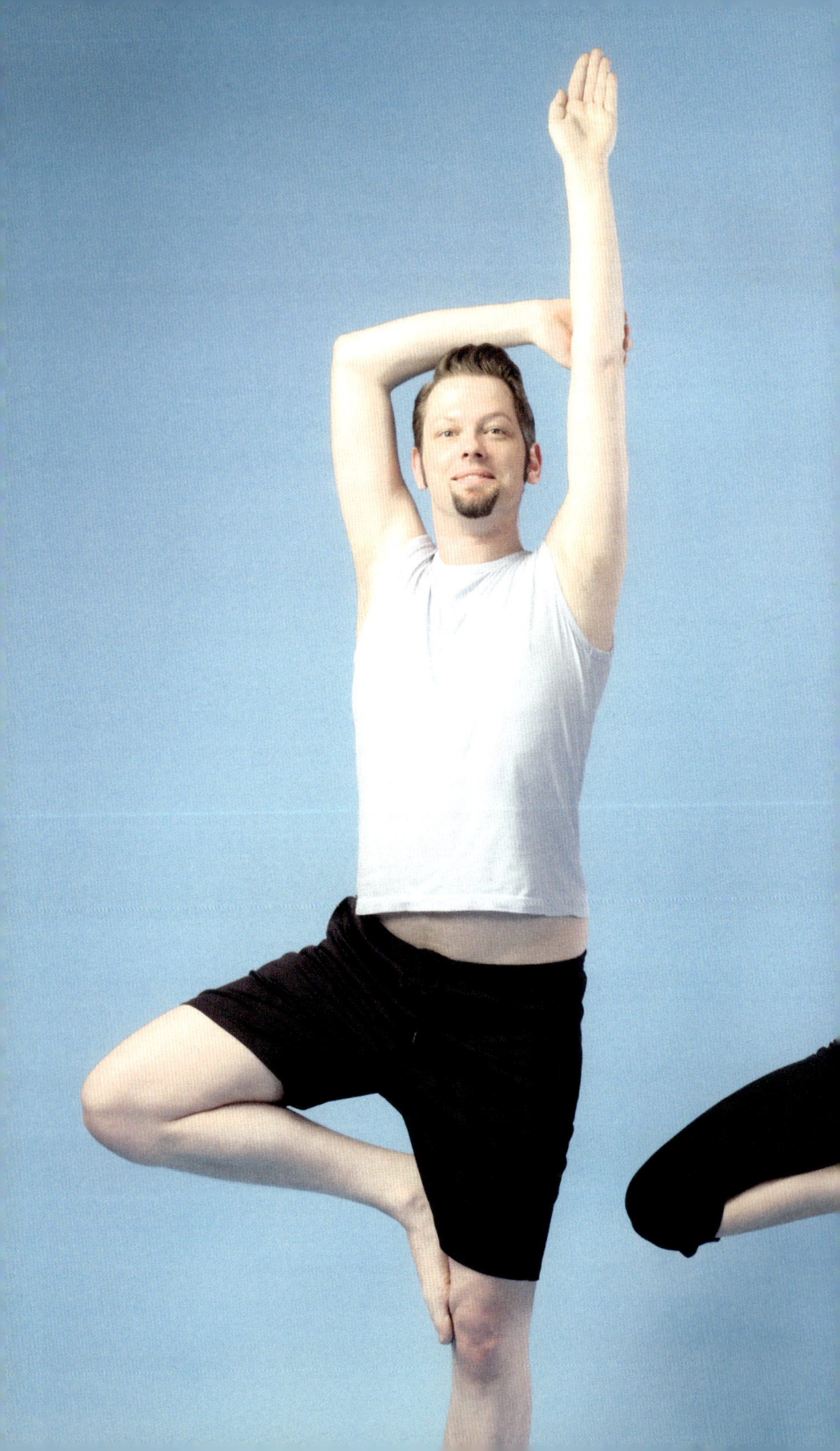

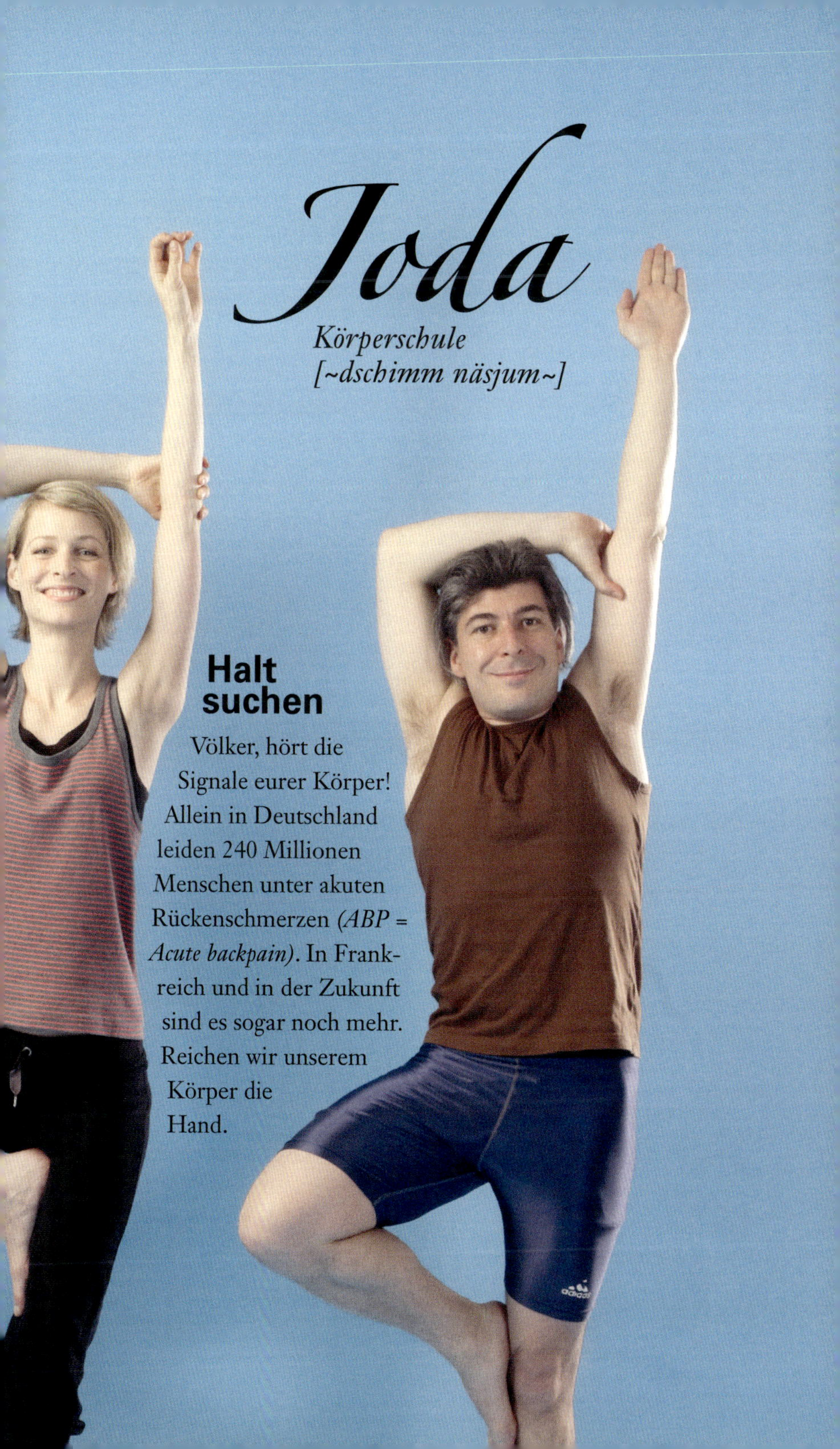

Joda

Körperschule
[~dschimm näsjum~]

Halt suchen

Völker, hört die Signale eurer Körper! Allein in Deutschland leiden 240 Millionen Menschen unter akuten Rückenschmerzen *(ABP = Acute backpain)*. In Frankreich und in der Zukunft sind es sogar noch mehr. Reichen wir unserem Körper die Hand.

Haltung bewahren

Viele Menschen nehmen ihren Bewegungsapparat als selbstverständlich hin. Erst wenn so alltägliche Tätigkeiten wie das Händeschütteln Schmerzen verursachen, wird uns bewusst, dass wir ohne unseren Körper nichts hätten, worauf wir den Selbstbräuner auftragen könnten. Wir müssen uns selbst helfen ehe es zu spät ist – mit Joda!

Joda

Ein bewegtes Leben

Unser Geist ist schwach – unser Körper ist es auch. Aber wir sind selbst schuld. Als Säugling gelingt es uns mühelos, die Zehen in die Ohren zu stecken. Können Sie das jetzt noch? Nein. Das zeigt: Je mehr unser Kopf die Bewegung steuert, desto unnatürlicher wird sie. Wenn wir sogenannten »Erwachsenen« uns instinktiv wie die Kinder bewegen würden, so würden wir unser gesamtes Leben auch instinktiv richtig führen.

Natürlich kann das Rad der Zeit nicht zurückgedreht werden. Aber in kleinen Schritten können Sie sich mit Joda dem paradiesischen Urzustand näher bringen. Aber was ist Joda überhaupt?

Was ist Joda?

Joda ist die Lehre der Bewegung von den Dingen weg.
So einleuchtend und einfach der Name, so vielschichtig ist die sich dahinter verbergende Theorie. Beginne ich meine Bewegung mit einer Bewegung, so bewege ich mich nicht nur mit mir, sondern auch zu bewegten Dingen. Das bedeutet, nicht nur ich verändere die Welt

durch mein Bewegtsein, sondern die Bewegung der Welt ist Beweggrund meiner Bewegung. Merke: Die Bewegung ist das Ziel!

In den letzten Jahren ist Joda zu einer wahren Trendsportart geworden. Dazu hat nicht zuletzt die Einführung der Joda-Wettkämpfe bei den olympischen Spielen beigetragen. Gold-Medaillen-Gewinner Dimitri Vudawenkoje und der thailändische Weltrekordhalter im Sich-sechs-Stunden-von-den-Dingen-wegbewegen Kim Phat Duk Bratt sind die Aushängeschilder einer neuen Generation von Joda-Hochleistungsathleten.

Hätten Sie's gewusst?

Joda ist Hindi und bedeutet: *Orthopädischer Stützstrumpf.*

Die Geschichte des Joda

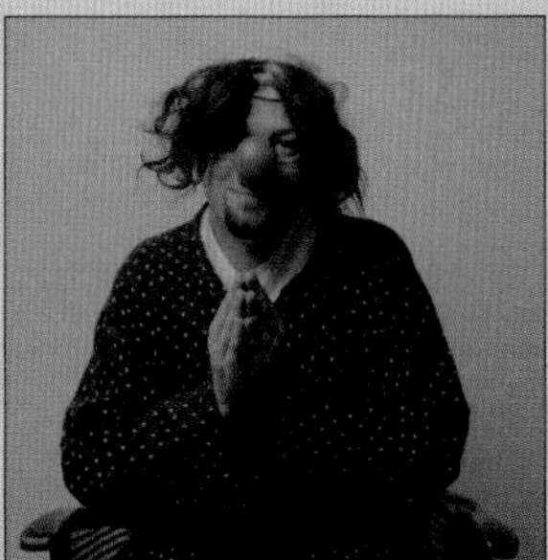

Joda-Begründer Swami Sri August bei der Übung: Phantom-Finger im Po.

Die Überlieferung der Joda-Tradition ist leider ausschließlich mündlicher Natur. Zwar hat Gründer Swami Sri August umfangreiche Aufzeichnungen seiner Lehren – versehen mit verschwenderischen Darstellungen und detaillierten Beschreibungen – angefertigt. Unglücklicherweise schrieb er aber aufgrund seiner Erziehung nur mit einem Stöckchen in Wattschlamm. Die Küste von Sahama Butthadigta ist seitdem ein beliebter Wallfahrtsort. Jedes Jahr treffen sich Pilger aus aller Welt zum rituellen Watteingraben. Dazu begeben sie sich zwei Meter tief in den Schlick und verharren dort zehn Stunden. Einmal im Leben den Schriften des Meisters nahe zu sein birgt aber auch Risiken. Die Organisatoren überlegen mittlerweile, die Stellen zu markieren, wo sich die Pilger vergraben haben.

Bewegen statt Reden – Machen Sie mit:

Hören Sie auf zu denken und überlassen Sie dem Körper die Kontrolle. Die enorme Vielzahl klassischer Joda-Übungen ist schier unüberschaubar. Daher stellen wir Ihnen hier nur eine kleine Auswahl praktischer Exerzisen vor, die Sie problemlos an jedem Ort nachmachen können.

Die Entfernung des Atmens

air

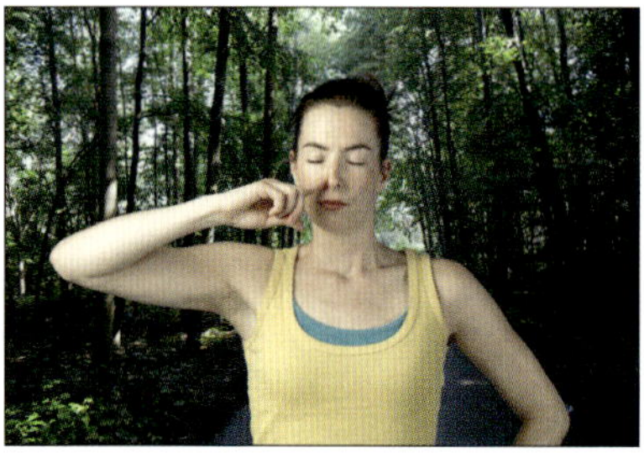

Spüren Sie den diamantenen Atemstrahl links.

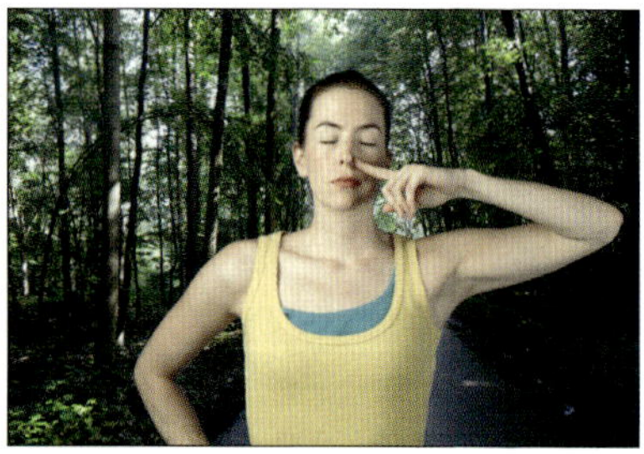

Erfahren Sie den goldenen Atemstrahl rechts.

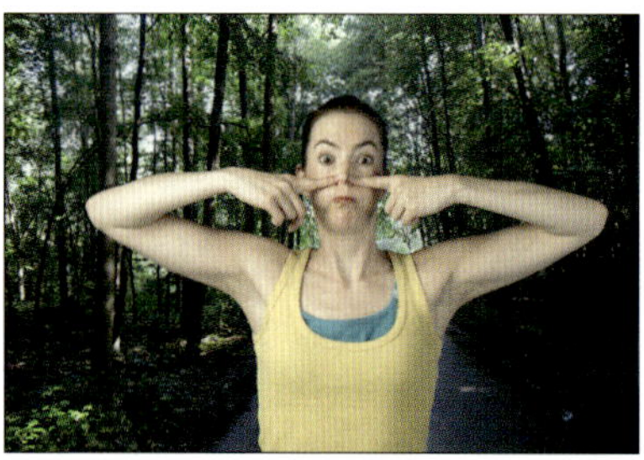

Erleben Sie die rubinrote Erleuchtung.

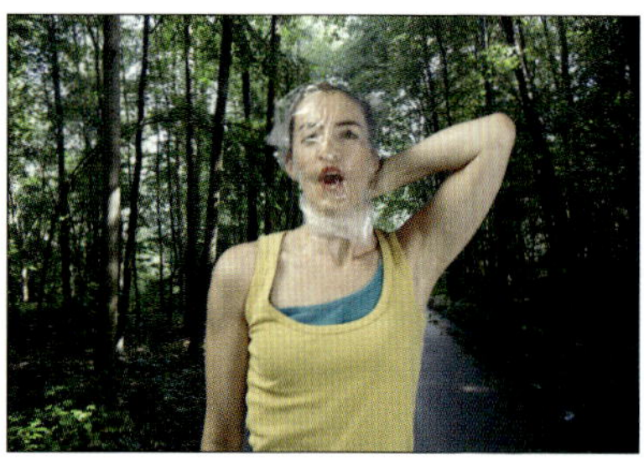

Empfinden Sie das saphirblaue Vakuumzimmer.

Diese Übung hilft bei Schnupfen und Depressionen.

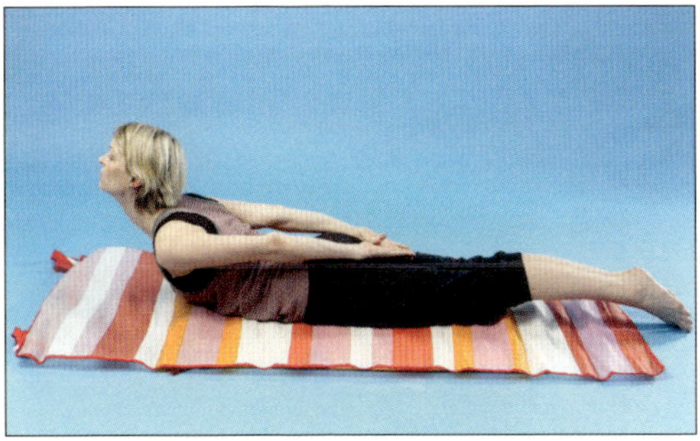

Das Krokodil

Sie liegen auf dem Bauch. Seien Sie ganz entspannt. Lassen Sie den Atem langsam und gleichmäßig fließen. Halten Sie die Augen halb geschlossen, so als würden Sie schlafen. Nähert sich Ihnen jemand unvorsichtigerweise, schnellen Sie explosionsartig empor und beißen Sie ihm in den Hals, sodass er verblutet. Danach können Sie ihn in Ruhe verzehren.

Diese Übung trainiert Ihre Reflexe und hilft bei großem Hunger.

body

Der Beckenstand

Stellen Sie eine Leiter auf einen stabilen Untergrund, springen Sie in der Kobrahaltung herunter und landen Sie auf dem Kopf – so, als würden Sie einen Köpper vom Dreimeterbrett in ein Becken ohne Wasser machen. Verharren Sie einige Minuten.

Diese Übung hilft Ihren Gedanken auf die Sprünge und gegen abstehende Haarwirbel.

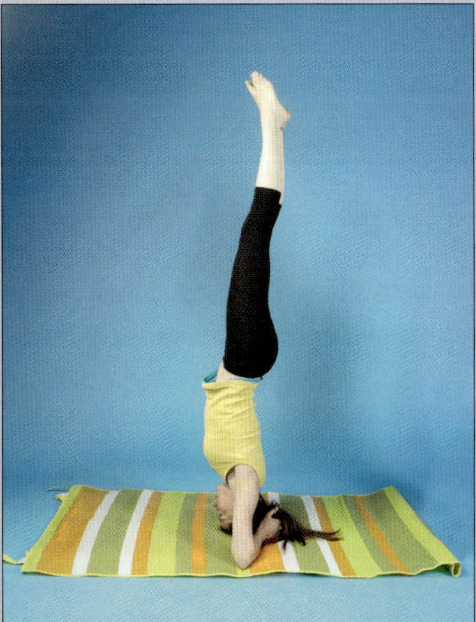

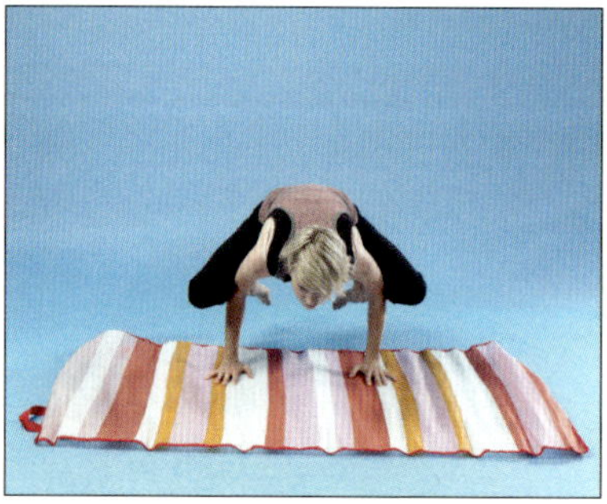

Jodisches Fliegen Stufe 1
Verlagern Sie ihr ganzes Gewicht vorsichtig auf die Hände.
(*siehe Kasten Jodisches Fliegen*).

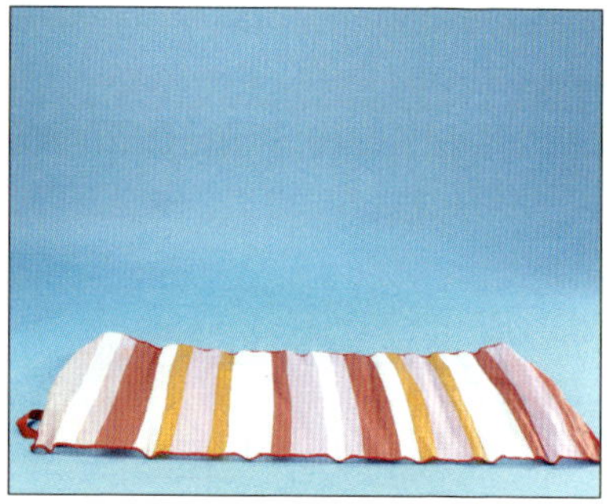

Jodisches Fliegen Stufe 2
Heben Sie ab.
(*siehe Kasten Jodisches Fliegen*).

Jodisches Fliegen

Schon seit Jahrtausenden fliegen Jodameister aus aller Welt über die Meridian-Linien, die sogenannten Transitstrecken, alle bekannten Flugziele an, z. B. Mallorca für nur 34,99 € inkl. aller Taxes und kleinem Snack (siehe auch die Anzeige auf der Seite 205).

Das Jodische Fliegen basiert auf dem Gedanken, sich von den Dingen wegzubewegen. Man versucht also, einen möglichst großen Abstand zwischen sich und die Erde zu bringen. Unglücklicherweise existieren nur Fotos der 1. Stufe Jodischen Fliegens. Die unglaubliche Ignoranz der Medien führt sogar so weit, dass es kein Bildmaterial von Sri Shiwa Nameshwar bei der schnellsten Atlantiküberquerung aller Zeiten gibt.

Selbsternannte Schulwissenschaftler und Fluglotsen, die die Möglichkeit des Jodischen Fliegens abstreiten, sind lediglich neidisch.

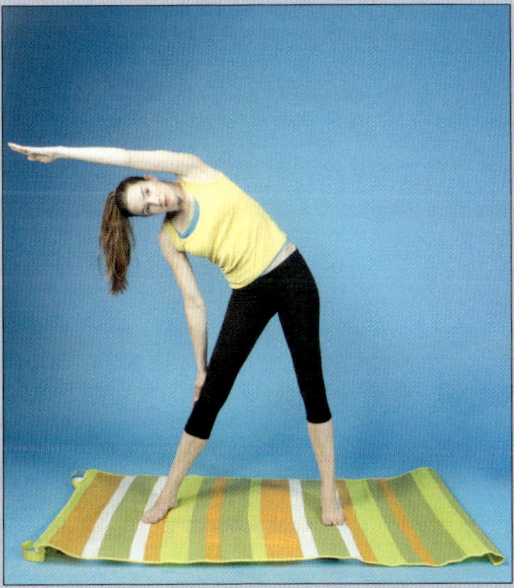

Niedrige Decke

Simulieren Sie den Plattenbau.
Diese Übung hilft bei Klaustrophobie und Achselschweiß links.

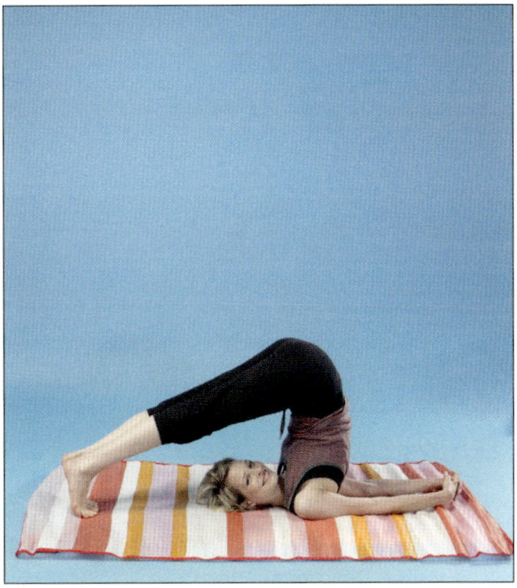

Die rauchende Hintertreppe

Bewegen Sie sich in die Position der Hintertreppe. Entzünden Sie eine Zigarette und rauchen Sie sie über der Hintertreppe.
Diese Übung hilft bei Raucherhusten und Mundgeruch.
ACHTUNG: Mehr als drei Zigaretten am Tag schaden der Verdauung.

Mittagsschläfchen

Nehmen Sie Ihren Schlafhasen und Ihre Kuscheldecke. Mümmeln Sie sich in eine möglichst bequeme Position. Schließen Sie die Augen. Warten Sie ab. Tipp: Sie können vor dieser Übung noch etwas lesen, warme Milch trinken oder Sex haben.
Diese Übung hilft bei Müdigkeit.

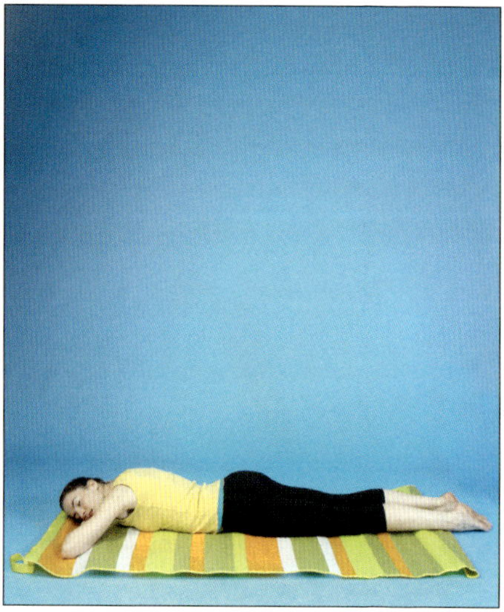

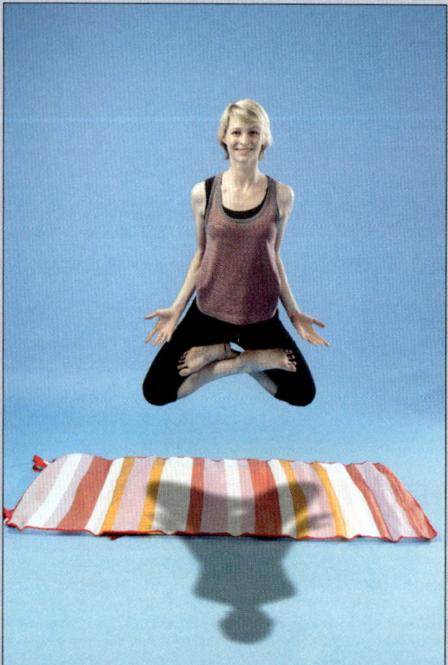

Der doppelte Flamingo

Stellen Sie sich entspannt auf die Übungsmatte und empfinden Sie Ihre Knie. Mit der linken Hand ziehen Sie den rechten Fuß vorsichtig nach oben. Tun Sie das Gleiche mit der anderen Hand und dem anderen Fuß. Verharren Sie einige Atemzüge lang in der Luft und lassen Sie sich auf die Knie knallen. Empfinden Sie erneut ihre Knie.
Diese Übung hilft bei gesunden Knien und bei Musterungsbescheid.

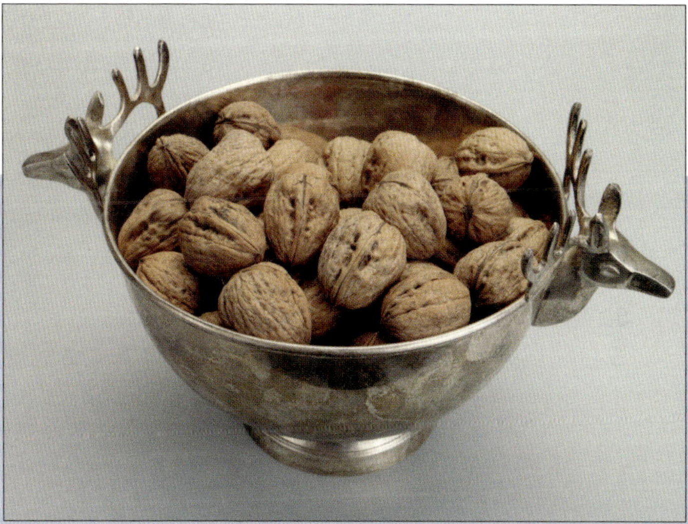

Der Nussknacker

Nehmen Sie eine Nuss, legen Sie sie in die linke Kniebeuge. Jetzt reißen Sie mit der rechten Hand den linken Fuß ruckartig nach oben. Genießen Sie die Nuss und die Schmerzen.
Tipp: Sie können zwei Nüsse auch gleichzeitig knacken, siehe dazu *Doppelter Flamingo*.
Diese Übung hilft bei der Zubereitung von Waldorfsalat und dem Knacken harter Nüsse.

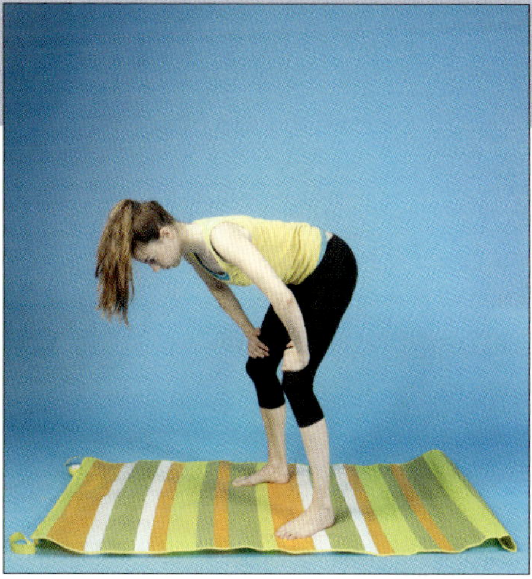

45 Doppelkorn

Siehe auch *Die Toilette umarmen*.
Diese Übung hilft bei Jungesell/innen-Abschied und 45 Doppelkorn.

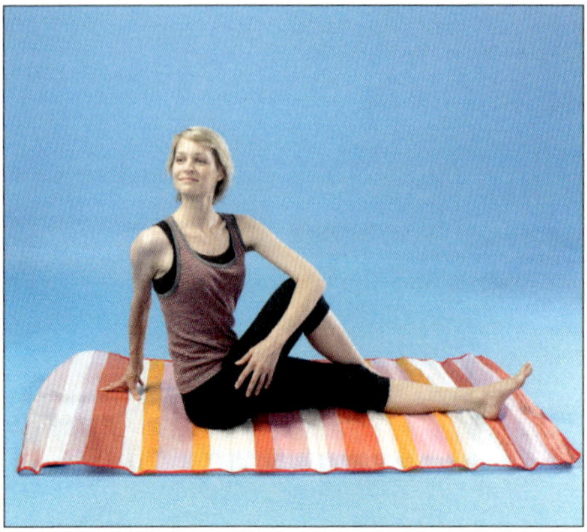

Rechter Fuß

Nur ein Ratespiel, in diesem Bild haben wir einen rechten Fuß versteckt.

Wo?

Hätten Sie's gewusst? Als Chakra bezeichnet man in Hinduismus, Buddhismus und in der bulgarischen Medizin die Verbindung zwischen dem Körper und dem Astralleib. Das Joda kennt 7 ½ Chakren als die zentralen Energiepunkte des Menschen.

Rezept

Gulasch

Braten Sie 500 g Rindfleisch mit Zwiebeln und Paprika kurz an. Zwei geschälte Tomaten dazugeben und mit Salz und Pfeffer abschmecken. Das Ganze über die vorbereitete Pasta geben und heiß servieren. Diese Übung hilft bei Mittagspause und wenn man eine Leiche verschwinden lassen muss.

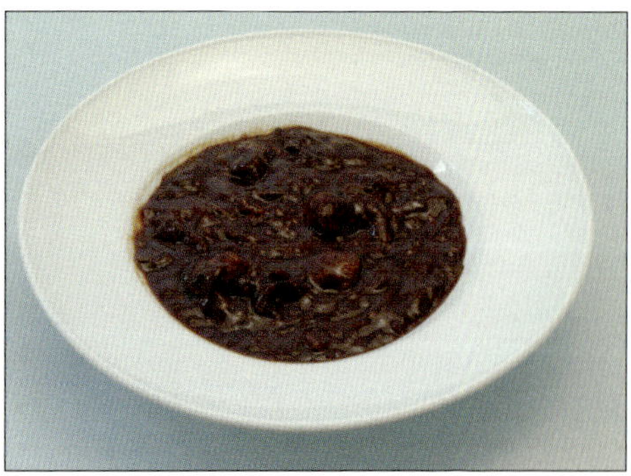

office

Neben den vorgestellten Übungen des klassischen Joda können Sie die folgenden fünf Varianten ganz einfach und unauffällig zwischendurch im Büro machen:

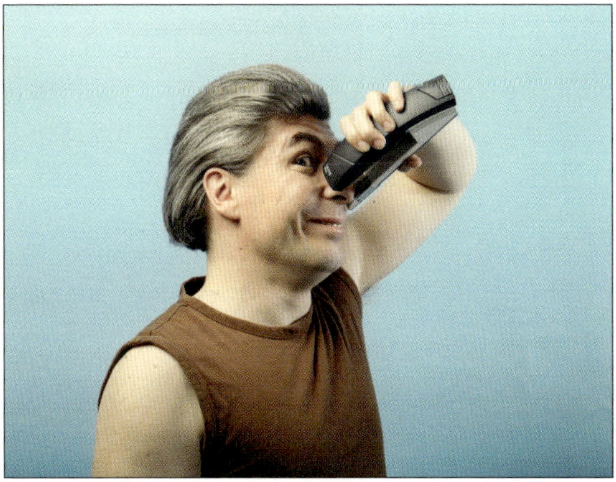

1. *Die Entfernung des Atems*

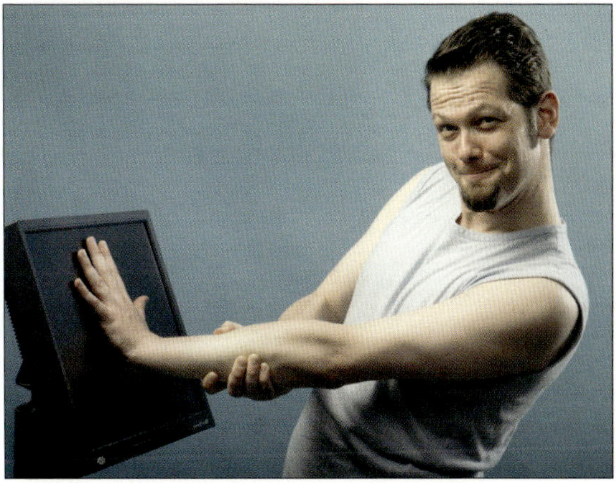

2. *Die schnelle Verbindung mit der Virtualität*

Hierfür brauchen Sie nur etwas Sekundenkleber.

Wenn Sie die Zunge gegen CD-Rom-Auswurf trainieren, dann machen Sie:

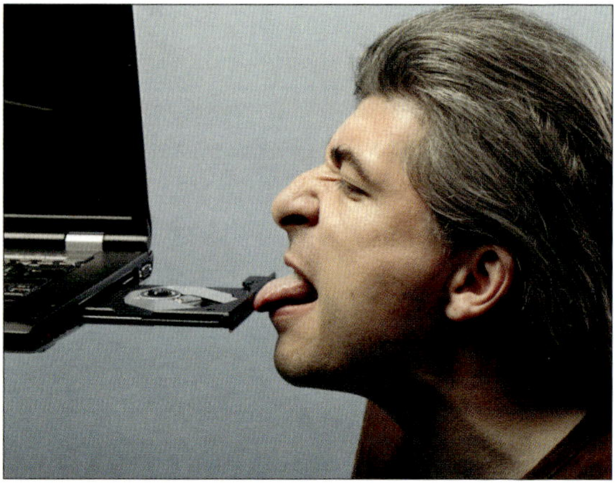

3. *Dem Rohling die Zunge zeigen*

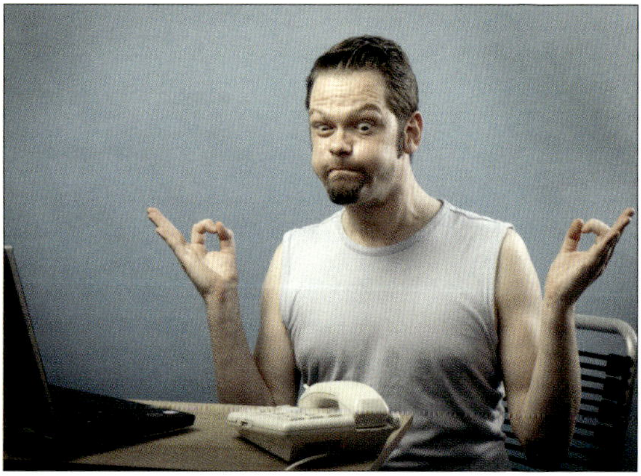

4. *Dem Privatgespräch widerstehen*

Für die ganz Eifrigen hier noch ein paar Übungen, die keine bildliche Erläuterung erfordern, da die Namen selbsterklärend sind:

Das Opossum
Der Nacktnasenwombat
Die Streptokokke
Der Krabbencocktail

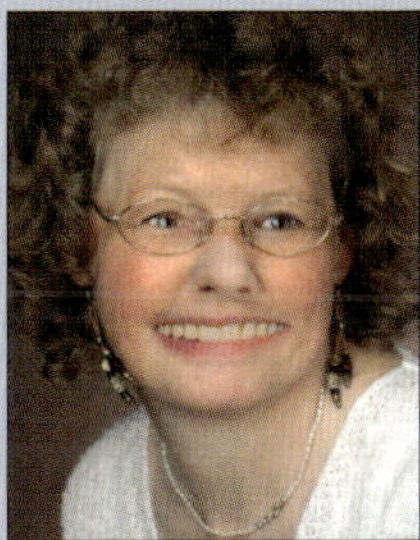

Was die Experten sagen:

Philatelistin Dr. Jeanette Rosenbaum: »Mein perfekter Tag: Die Alben von Ost nach West sortieren. Danach eine ausgedehnte Joda-Session. Und dann beim Fernsehen einen schönen Teller Haferflocken zum Knabbern.«

Lösung zum *Rechter Fuß-Ratespiel* an folgende Adresse einschicken: Joda Zentrum Kerkrade, Flensingergracht 1382, NL-72956 Rotterdam. Die ersten Einsender erhalten die Broschüre »Das Jodeln – der Gesang der Jodi« gratis.

Die 7 ½ Chakren des Joda – wie stimuliere ich was?

Das Rücken-Chakra – Stimulieren Sie mit Ihren Fingern in rhythmischen Bewegungen die winzige Stelle am Rücken, die man nicht mit den Händen erreichen kann.

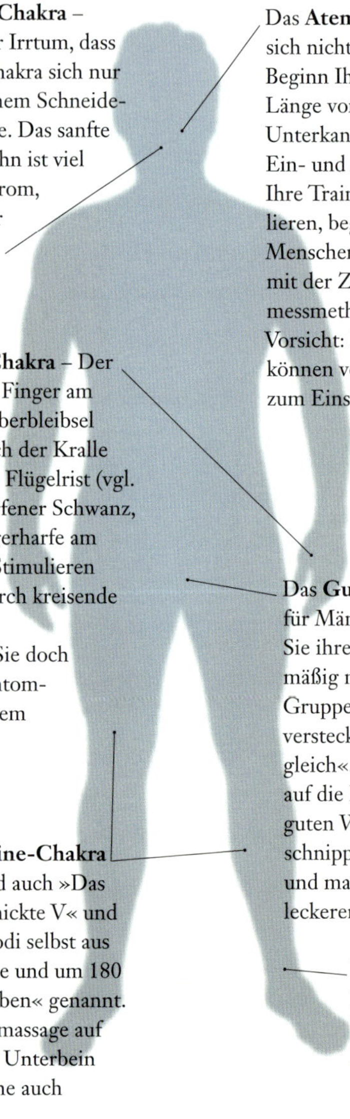

Das **Schneidezahn-Chakra** – Es ist ein weitläufiger Irrtum, dass das Schneidezahn-Chakra sich nur bei herausgenommenem Schneidezahn stimulieren lasse. Das sanfte Wackeln mit dem Zahn ist viel wirkungsvoller als Strom, ein Massagestab oder ein pickendes Huhn.

Das **Atem-Chakra** – Lassen Sie sich nicht entmutigen, wenn zu Beginn Ihr Atem-Chakra nur eine Länge von zehn cm ab Oberlippe Unterkante hat. Trainieren Sie das Ein- und Ausatmen täglich. Um Ihre Trainingserfolge zu kontrollieren, begeben Sie sich in größere Menschenmengen und erhalten Sie mit der Zwiebel-Knoblauch-Essmessmethode direktes Feedback. Vorsicht: Fortgeschrittene Jodi können versehentlich Hochhäuser zum Einsturz atmen.

Phantom-Finger-Chakra – Der nicht mehr existente Finger am Ellenbogen ist ein Überbleibsel der Evolution, ähnlich der Kralle des Archäopteryx am Flügelrist (vgl. Hahnsporn, abgeworfener Schwanz, die keltische 11-Fingerharfe am Hofe König Artus). Stimulieren Sie dieses Chakra durch kreisende Bewegungen.
Tipp: Kombinieren Sie doch einfach mal das Phantom-Finger-Chakra mit dem Rücken-Chakra.

Das **Gurken-Chakra** – Vor allem für Männer interessant. Reiben Sie ihre persönliche Gurke regelmäßig mit Öl ein. Es gibt auch Gruppenspiele, wie z. B.: »Gurke verstecken« und »Gurkenvergleich«. Hier kommt es aber nicht auf die Länge an, sondern auf den guten Wuchs. Nach dem Spielen schnippeln Sie die Gurke klein und machen Sie daraus einen leckeren Salat.

Das **Eineinhalb-Beine-Chakra** – Wird im Volksmund auch »Das umgedrehte, eingeknickte V« und in Tirol »Die vom Jodi selbst aus gesehene umgedrehte und um 180 Grad gespiegelte Sieben« genannt. Bei der Stimulationsmassage auf keinen Fall das linke Unterbein mit einbeziehen (siehe auch *Resetknopf-Chakra*).

Resetknopf-Chakra – Befindet sich am linken Fußknöchel. BITTE NIE ANFASSEN! Führt schon bei leichter Berührung zu Systemabstürzen.

DER CHECK:
Fünf Fragen an mich selbst:

1. Ich habe Rückenschmerzen für zwei – was könnte mir helfen?

a) Zwei Minuten Joda täglich
b) Zwei Holzspaxschrauben in den 12. Rückenwirbel
c) Verzweifeln

2. Was bringt es mir, meine Zehen ins Ohr zu stecken?

a) Lärmschutz
b) Zirkuskarriere
c) Einen Rollstuhl

3. Woher kriege ich die Telefonnummern der attraktiven Herren auf den Fotos?

a) Telefonbuch
b) Raten

4. Ich muss dringend zu einer Vorstandssitzung nach New York. Welche Joda-Übung hilft mir?

a) Der Krabbencocktail
b) Der Nussknacker
c) Ich schau noch mal nach!

5. Wann kommt der Film »Die Rückkehr der Joda-Ritter« mit Joda Foster und Joda-Bob Walton in die Kinos?

a) Donnerstags
b) Lief der nicht schon?
c) Yo, das weiß ich nicht!

Direkt-Losleg-Seite

Die Fangen-Sie-An-Seite

Heute: Tapezieren. An der gestrichelten Linie heraustrennen und ganz nach Geschmack an die Wand kleben. »Ich verändere meine Umgebung und meine Umgebung verändert mich.«

Direkt-Losleg-Seite

Die Bastelseite

Falten Sie entlang der gestrichelten
Linien und erhalten Sie so das tolle 4-D-Modell
der 7 ½ Chakren.

Knifflig – aber geben Sie nicht gleich auf.

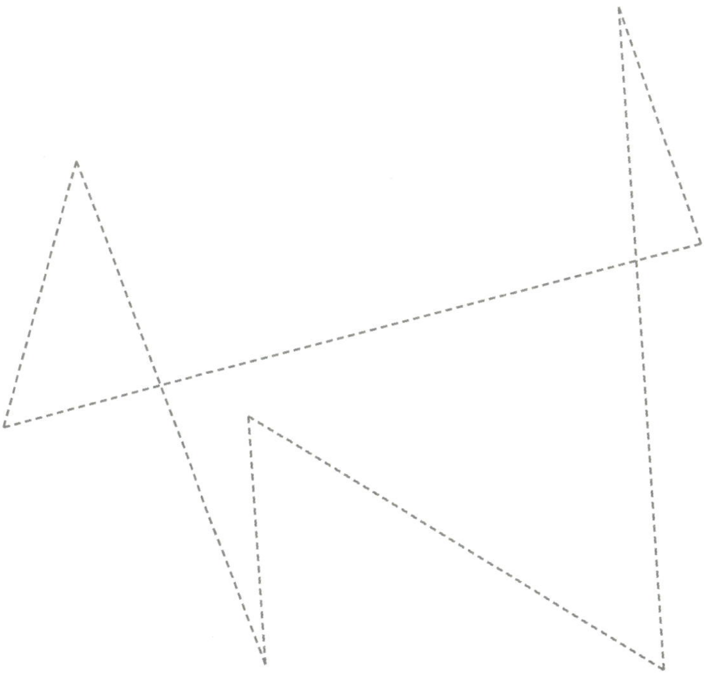

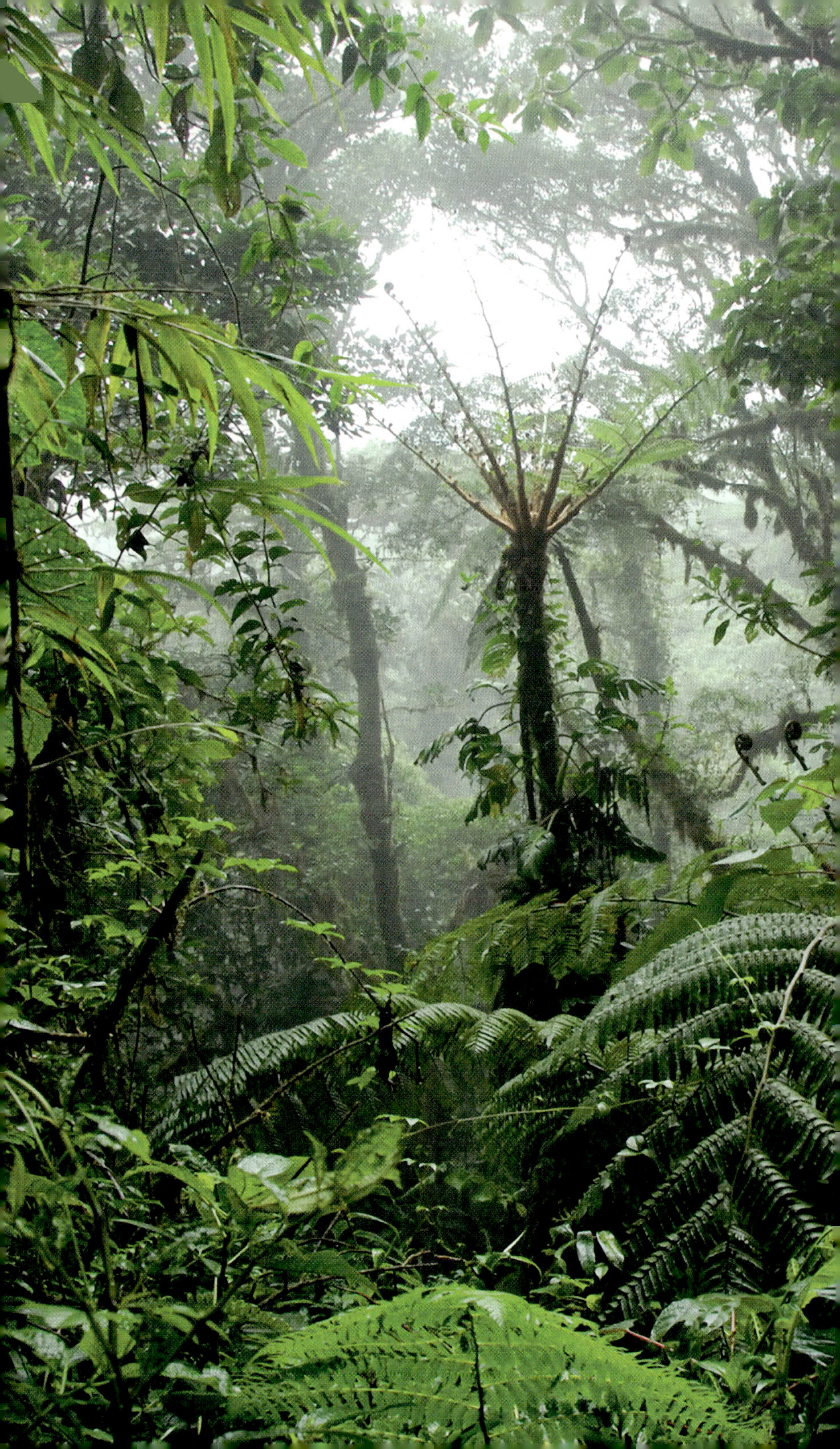

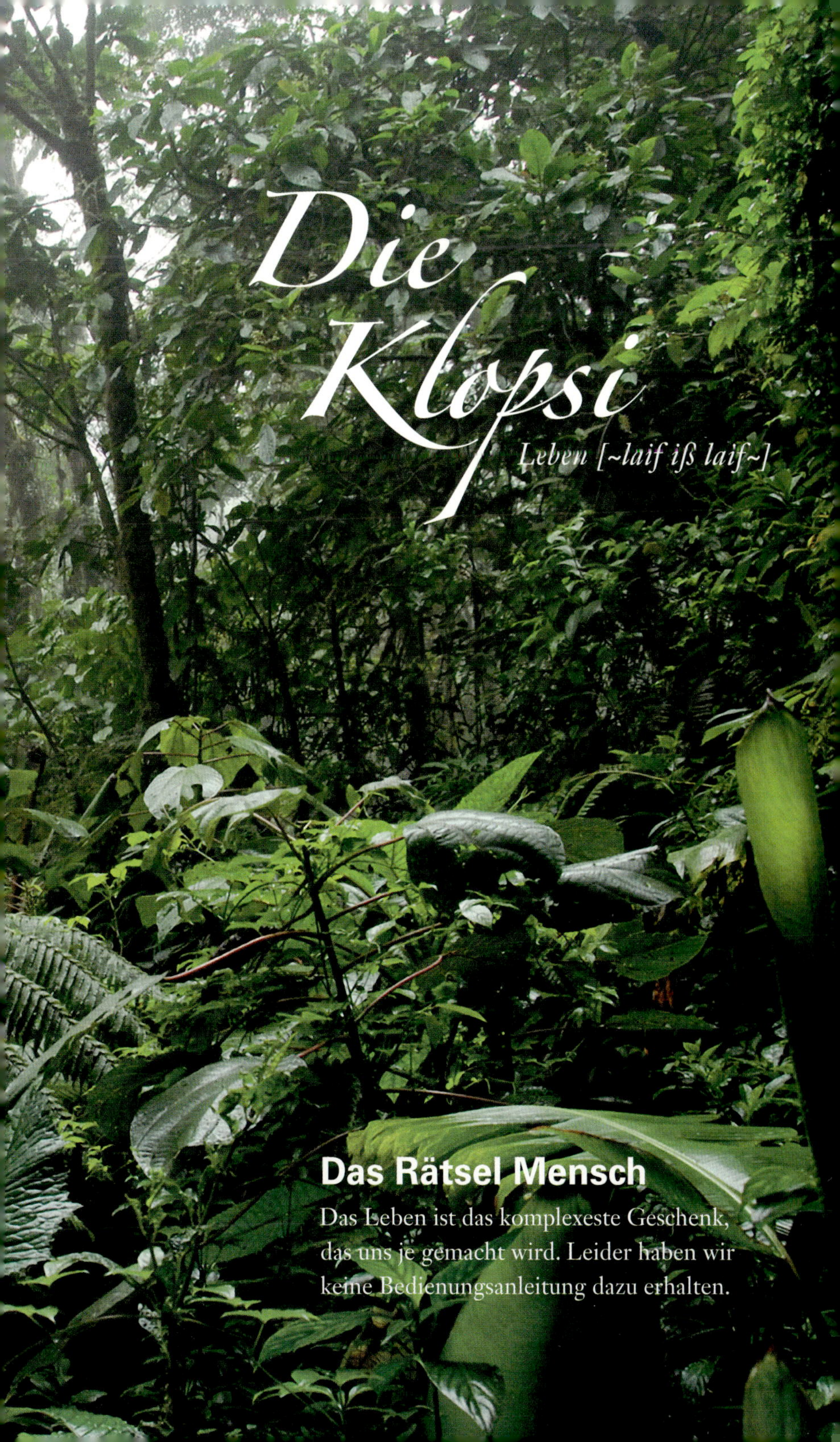

Die Klopsi

Leben [~laif iß laif~]

Das Rätsel Mensch

Das Leben ist das komplexeste Geschenk, das uns je gemacht wird. Leider haben wir keine Bedienungsanleitung dazu erhalten.

Des Rätsels Lösung

Alles was wir wissen, haben wir von unseren Eltern gelernt. Wir müssen besser und schneller sein, als die anderen. Der Fetisch unseres Daseins heißt Karriere. Für ihn ruinieren wir unseren Körper, disziplinieren unsere Seele und der größte Ausdruck unserer Kreativität ist ein eigener Handyklingelton. Doch ist das richtig? Das folgende Kapitel möchte dazu anregen, einen alternativen Lebensweg zu wagen. Auf nach Südamerika, inhalieren sie den Urwald!

Die Klopsi

Ein Volk gibt Antwort, ohne zu fragen

Bis vor wenigen Jahrzehnten lebten die Klopsi hermetisch von der Außenwelt abgeschlossen. Sie siedelten im Michu-Pachu-Becken, einem Sumpfgebiet nahe des Amazonas, in dem lediglich Mangroven und Brennnesseln wachsen. Dieses paradiesische Fleckchen Erde ist bekannt für seinen Artenreichtum: Krokodile, Piranhas und Giftschlangen finden hier ideale Lebensbedingungen.

Diese Tiere sind der Grund, warum sowohl Conquistadores als auch benachbarte Stämme viele Jahrhunderte lang einen großen Bogen um das Michu-Pachu-Becken machten. Und trotz dieser harten Lebensbedingungen sind die Klopsi ein fröhliches, zufriedenes und vor allem gesundes Volk. Ja, sie haben noch nicht einmal ein Wort für »Arzt«. Dafür gibt es überraschenderweise 280 unterschiedliche Begriffe für »große Frau«.

Die Entdeckung der Klopsi

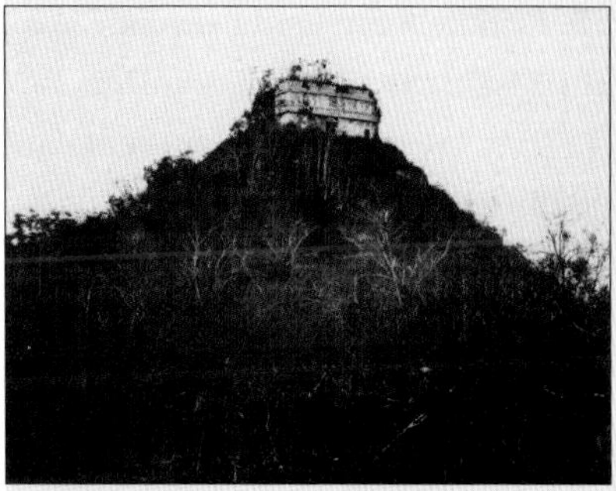

Mit Spucke zusammengeklebtes Zelt im Michu-Pachu-Becken

1886 überwand der belgische Missionar Laurens de Grootebuerg als erster Weißer in einem Gewaltmarsch die Sümpfe des Michu-Pachu-Beckens. Nach seiner Ankunft bei den Klopsi fiel er aufgrund der dabei erlittenen Schlangenbisse in einen schweren Fieberwahn. Das Delirium dauerte 50 Tage, weil die Klopsi auch kein Wort für »Behandlung« kennen.

De Grootebuerg machte während seines gesamten Aufenthaltes im Amazonas ausführliche Notizen. Seine in den 70er Jahren entdeckten Tagebücher lesen sich wie eine faszinierende Anleitung zu einem glücklichen Leben.

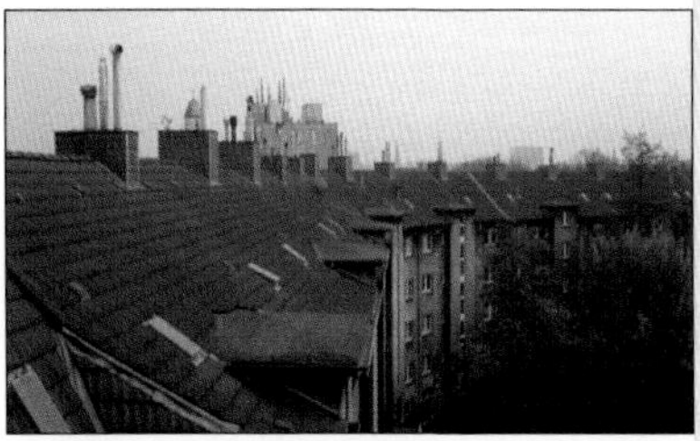

Luftaufnahme des weltberühmten Dachstuhls in München-Parching: Fundstelle der Tagebücher De Grootebuergs

Was macht die Menschen in jenem vergessenen Tal so glücklich?

De Grootebuerg schreibt: »... in den ersten Tagen, nachdem ich das Krankenlager verlassen hatte, stellte ich überrascht fest, dass die Eingeborenen mir ohne jeden Arg entgegentraten. Sie sind wie Kinder im Paradies und begegnen einem jeden mit ihrem offenen, freundlichen Wesen. Ohne Scheu gehen sie selbst auf vier Meter große Krokodile zu, welche sie sanft berühren. Ich habe eine einzigartige Kultur entdeckt, die uns allen zum Vorbild gereichen sollte!«

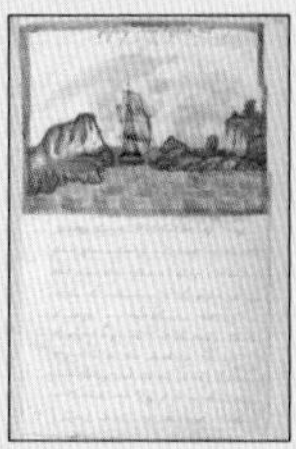

Originalseite aus De Grootebuergs Aufzeichnungen in Süd-Ost-Belgisch mit Bild der »Fruuchtendonk«

De Grootebuerg fand nicht nur heraus, dass die Klopsi schnurstracks auf Krokodile zugehen, sondern auch, dass sie außergewöhnlich kurzsichtig sind. Was sie allerdings nicht davon abhält, an dem seit 1889 durchgeführten großen De-Grootebuerg-Gedächtnis-Wettrennen »Rund um's Dorf« teilzunehmen.

Kleine Indianer, ganz groß!

Klopsi-Indianer haben eine seidige, mahagonifarbene Haut und langes, blondes Haar, das sie zu einem Zopf binden. Sie sind 88 cm groß und haben, nach westlichen Standards gemessen, Schuhgröße 48. Diesem Umstand verdanken sie auch ihren Namen. Klopsi bedeutet: »Die laut durch den Wald gehen.«

Erkennen Sie den Klopsifuß ?

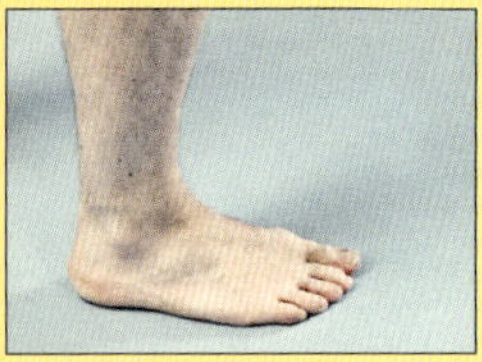

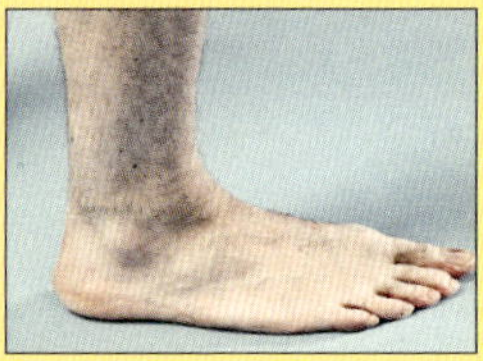

Unbestätigt sind die in den Sagen und Mythen der Klopsi beschriebenen »großen Frauen«, die bis zu 1,02 Meter groß sein sollen. Die normalwüchsigen Klopsi-Frauen sind uneitel. Das einzige modische Accessoire, das sie sich gönnen, sind ihre über viele Jahre rundgelutschten Zehen.

In den 20er Jahren kamen einige Klopsi nach Amerika. Sie wurden anfänglich als Kuriositäten in den Salons der feinen Gesellschaft präsentiert. Einer dieser Klopsi soll sogar eine erfolgreiche Karriere als Stepptänzer eingeschlagen haben.

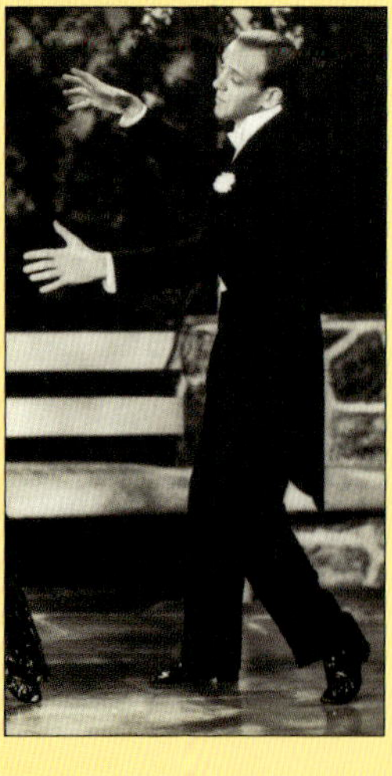

Angeblich der Klopsi Gqpsxü in seiner Paraderolle als »Weißer Mann«, New York, 1925

Warum sie so gesund sind!

Die Klopsi sind ein außergewöhnlich gesundes und robustes Naturvolk. Was aber ist ihr Geheimnis? Warum sind sie so gesund und was können wir Menschen aus den westlichen Industrienationen von ihnen lernen?

Laurens de Grootebuerg stellte schon Ende des 19. Jahrhunderts verwundert fest, dass die Klopsi keinen Krieg kennen. Ja, viel mehr noch, sie kennen noch nicht einmal familiären Zwist oder alltägliche Auseinandersetzungen – mit einem Wort: Die Klopsi kennen keinen Streit.

Natürlich diskutieren die Klopsi sehr gerne und viel, aber sie wenden einen verblüffend einfachen Trick an: Sie lassen die Argumente weg! Denn die Klopsi wissen: Der wahre Grund für Streit sind die unterschiedlichen Argumente. Nach einer Diskussion, die durchschnittlich 10 Sekunden dauert, macht jeder das, was er will. Der englische Verhaltensforscher John Lorenz nennt dies die friedliche Paralleldiskussion (PPD peaceful parallel discussion).

Ein weiterer Grund für die blendende Gesundheit und die glatte Haut der Klopsi kommt von innen und macht sogar Spaß. Klopsi lachen sehr viel: allerdings nur mit vollem Mund beim Essen. Daher sind sie auch sehr schlank und es gibt nur wenige große Frauen. Aber große Sehnsucht nach großen Frauen.

Natürlich sind die Klopsi nicht perfekt. Wie alle Menschen haben auch sie ein Laster. Tagelang tasten sich die Klopsi-Männer auf der Suche nach einem Bienennest durch den Wald. Haben sie es gefunden, stürzen sie sich in wildem Entzücken auf einzelne Bienen

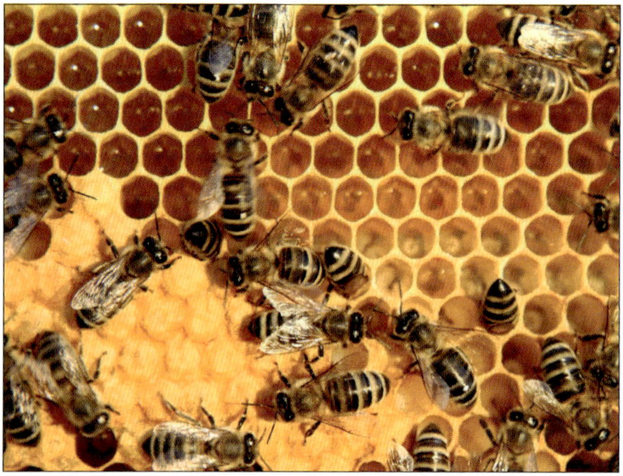

Brotzeit
der Klopsi

und lutschen den frischen Nektar von ihren Beinen. Wegen ihrer Naschsucht werden die Klopsi von Kindesbeinen an viele tausend Mal gestochen – vor allem in die Zunge. Der beständige Kontakt mit Bienengift brachte den Klopsi zwei Einträge ins Guinness Buch der Rekorde: Sie besitzen das stärkste Immunsystem der Welt und die dickste, jemals gemessene Zunge. Letztere schränkt die Länge ihrer Diskussionen zusätzlich ein. Die große Konzentration von Bienengift in ihrem Körper hat einen nicht unwichtigen Effekt auf ihr Überleben im Dschungel: Die Klopsi werden von Raubtieren als Beute völlig ignoriert.

Da die Klopsi keine natürlichen Feinde haben, führen sie auch keinen »Überlebenskampf«. Im Gegenteil: Für ihr Glück ist es entscheidend, sich weder nach vorne zu drängen, noch zu gewinnen – niemand will Erster werden. Das von de Grootebuerg 1889 gestartete erste große Wettrennen »Rund um's Dorf« läuft übrigens immer noch.

Was die Experten sagen:

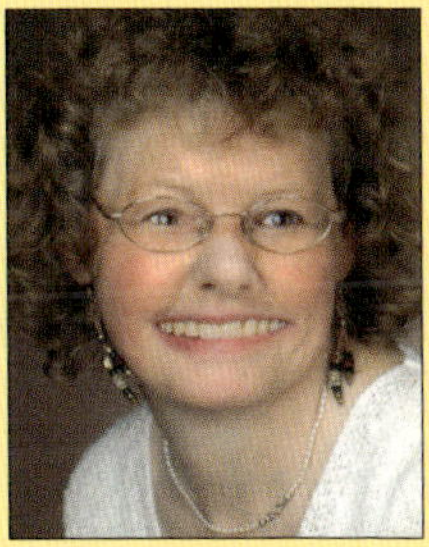

Philatelistin Dr. Jeanette Rosenbaum: »Manche Philatelisten behaupten, die Klopsi seien die wahren Urväter der Briefmarke. Beweis: Sie lecken leidenschaftlich die Rückseite von Bienen an. Gegenbeweis: Es gibt keine Bienen zu 55 Cent.«

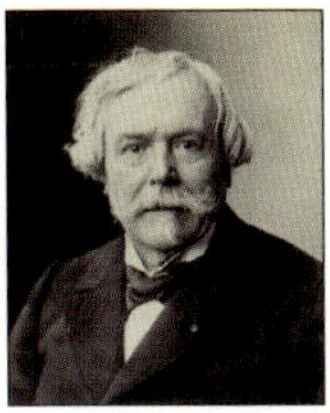

Laurens de Grootebuerg

1863 geboren in Bastogne, Königreich Belgien, als Sohn des Melchior Grootebuerg, Belgiens größtem Frittenscheeren-Fabrikanten.

1881 mehrtägiges Theologiestudium in Damaskus, überstürzte Abreise, als er bemerkt, dass er sich im Seminarraum geirrt hat.

1881 mehrjähriges Theologiestudium am Beichtbett des Erzbischofs von Lüttich.

1882 De Grootebuerg vernimmt erste innere Stimmen.

1883 Missionstätigkeit in Puerto de la Cruz.

1885 Geburt des ersten Sohnes und überstürzte Abreise in den Süden. Er erhält den Beinamen *Der schnellste Missionar von Mexiko*.

1888 Ankunft bei den Klopsi im Michu-Pachu-Becken. De Grootebuerg beginnt seine legendären Tagebücher (werden 1974 auf einem Dachboden in München-Parching gefunden).

1892 Tod im Michu-Pachu-Becken. Lange Zeit wurde von den Klopsi als Todesursache angegeben »ins Eis eingebrochen«. Die Tagebücher legen jedoch nahe, dass die Klopsi dem verehrten Missionar zeigen wollten, wie man richtig auf ein Krokodil zugeht.

Sex und Natur

Die Klopsi leben nicht nur in der Natur, sondern auch mit ihr. Das zeigt sich ganz besonders deutlich an ihrem unverkrampften Sexualleben. Dazu schleicht sich der Mann im Morgengrauen in den Wald und befruchtet einen Baum. Schlendert er am Nachmittag laut pfeifend auf den Dorfplatz, weiß seine Angebetete, dass er einen Baum befruchtet hat. Es folgt der aufregendste Teil dieses viele tausend Jahre alten Rituals: Die Frau versucht, den Baum im Dschungel zu finden. Normalerweise benötigt sie dafür fünf Jahre. Ihr Mann weiß, dass sie schwanger ist, wenn sie bei ihrer Rückkehr aufgehört hat zu rauchen.

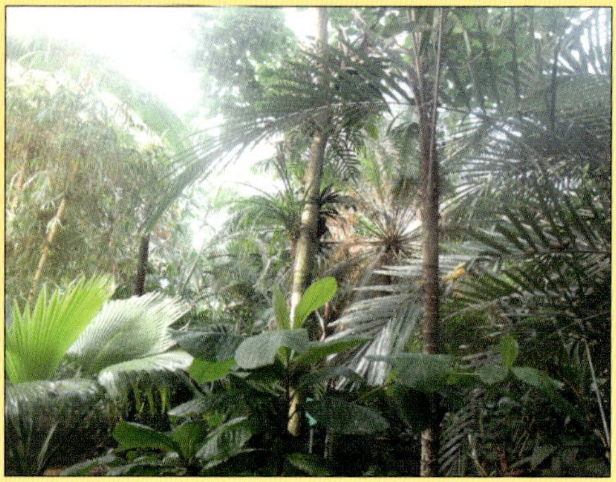

Deutlich sichtbar befruchteter Baum

Glücklich wie die Klopsi – Übungen für zu Hause

Ein glückliches, zufriedenes Leben führen wie die Klopsi – das ist ganz einfach, das können Sie auch. Die folgenden Übungen wurden von Dr. Ansgard Snörreson vom *Swedish Klopsi-Institut-for-a-better-living Ltd.* entwickelt.

Friedliche Paralleldiskussion:

Zu Beginn eine leichte Übung: Legen Sie wortlos den Telefonhörer auf, wenn Ihre Mutter Sie am Sonntagmorgen um 8 Uhr anruft.

Der nächste Schritt ist eine Partnerübung: Sagen Sie Ihrem Lebenspartner »Du bist ein Arschloch!«. Versuchen Sie, dieses möglichst nicht zu begründen. Wenn Sie sich sicher fühlen, versuchen Sie dieselbe Übung in einer Stammkneipe der Hells Angels.

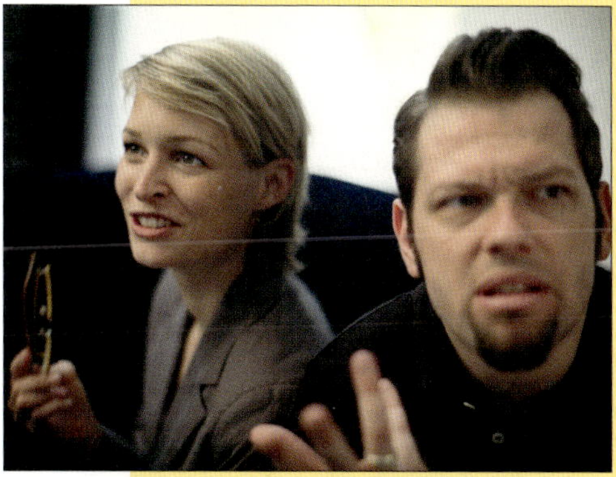

Schön: Hier wird friedlich aneinander vorbei geredet

Bienengift-Immun-Therapie:

Anfänger sollten nicht direkt den nächsten Imker aufsuchen. Bienenlutschen erfordert etwas Übung und Fingerspitzengefühl. Kaufen Sie sich in der Apotheke eine Rheumasalbe mit Bienengiftextrakt, die Sie gleichmäßig morgens und abends in die Zunge einmassieren. Tipp: Bei extrem geschwollener Zunge, sollten Sie zum Einkaufen eine Kreidetafel mitführen. Außerdem empfehlen wir unsere Online-Broschüre »Der Luftröhrenschnitt mit Kugelschreiber und Kombizange leicht gemacht« zum Download unter *www.luftröhrenschnittmitkugelschreiberundkombizangeleichtgemacht.swe*.

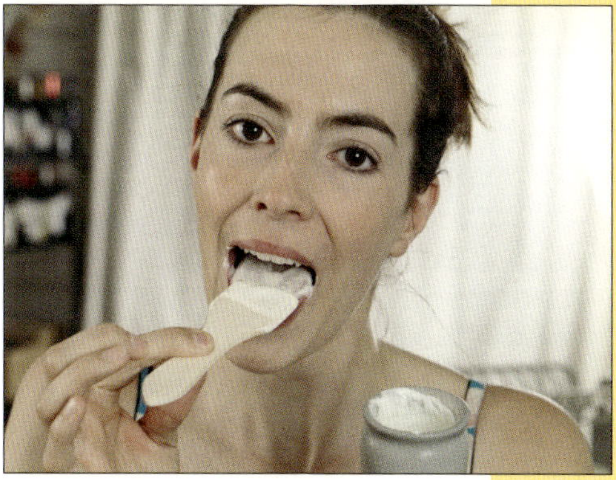

Lach dich schlank:

»Lachen ist die beste Medizin!«, heißt es schon bei Readers Digest. Aber erst die Klopsi haben uns gelehrt, dass Lachen auch schlank machen kann. Das Tolle an dieser Diät ist, dass Sie ausnahmslos alles essen dürfen. Sobald Nahrung Ihre Zunge berührt, lachen Sie einfach herzlich los! Anfänger tragen hierbei am besten einen Regenponcho. Sollten Sie eine Diätgruppe gründen wollen, sorgen Sie für ausreichend Industrieplane im Haus.
Tipp: Bei der Lachdiät kann es hin und wieder zu kleinen Atemwegs-Malheuren kommen, besuchen Sie dazu: *www.luftröhrenschnittmitkugelschreiberundkombizangeleichtgemacht.swe*.

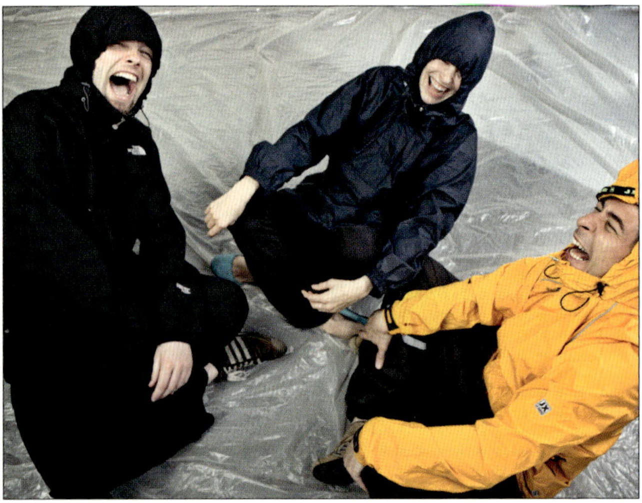

Diätgruppe »Die lachenden Dritten« beim Mittagessen

Klopsi-Tantra:

Siehe Kasten »Sex und Natur«.

DER CHECK:
Fünf Fragen an mich selbst:

1. Was wäre es mir wert, halbblind und mit angeschwollener Zunge durch ein Sumpfgebiet voller Krokodile zu taumeln?

a) Eine Biene
b) Zwei Bienen
c) Eine große Frau

2. Ich suche meinen eigenen, inneren Klopsi-Namen. Wie sollte er lauten?

a) Königsberger Klopsi
b) Indianer Princess of Wales
c) Michu-Pachu, das Monster von Loch Ness

3. Was ist der Vorteil von großen Frauen?

a) Oben
b) Unten
c) Mitte

4. Wo steht das Beichtbett des Erzbischofs von Lüttich?

a) Ja
b) 45 %
c) Eddie Merckx

5. Was mache ich bei Atemnot?

a) Ich geh ins Internet
b) Ich geh vor die Hunde
c) Ich geh mit meiner Laterne

Denkanstoß
To Go

Fünf Minuten Nachdenken,
die Ihr Leben verändern können.

Das hohe Lied der Inuit
(traditioneller Gesang zur Schneewende)

Strophe:
Hnnbnnnggg
Hnnngggnaan
Agshhhsjjjjaaaang
Bbb bb bbbb bb gnnnn

Refrain:
Mir ist kaaaaalt
Mir ist kaaaaalt
Verfluchte Hacke
Ist mir kaaaaalt

Strophe:
Ooooohhhhhhhh
Hnnnglllggnaan
Tlshhhsjjjjaalaang
Mm mm mmmm mmgnn

Refrain:
Mir ist kaaaaalt
Mir ist kaaaaalt
Verfluchte Hacke
Ist mir kaaaaalt
*(noch zweimal wiederholen und dabei
langsam undeutlicher und leiser singen)*

Direkt-Losleg-Seite

Die Notfallseite

An der gestrichelten Linie heraustrennen.
Für den Notfall beim Lesen auf der Toilette.

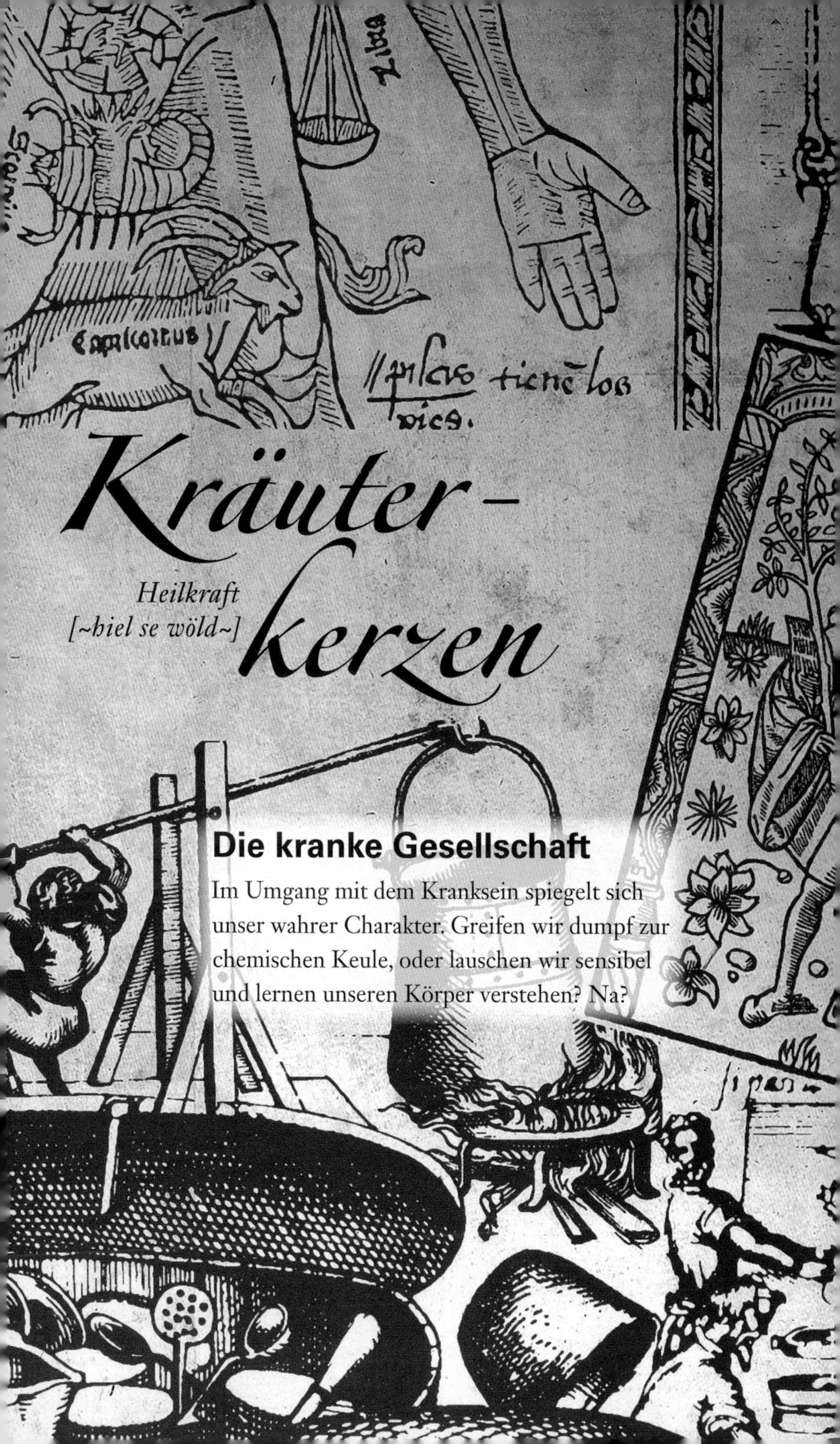

Kräuter-kerzen

Heilkraft
[~hiel se wöld~]

Die kranke Gesellschaft

Im Umgang mit dem Kranksein spiegelt sich unser wahrer Charakter. Greifen wir dumpf zur chemischen Keule, oder lauschen wir sensibel und lernen unseren Körper verstehen? Na?

Licht am Ende des Tunnels

Wenn der Körper mal wieder rebelliert, reagieren wir immer gleich: Wartezimmer, Praxisgebühr, Tabletten und Brigitte-Hefte vom letzten Jahr. Gibt es denn keine Alternative? – Doch: *Bewusstlos zum Glück* stellt Ihnen eine traditionsreiche Heilmethode aus dem Mittelalter vor. Ein Licht am Ende des Tunnels.

Kräuterkerzen

Heilung von hinten

Die erste vollständige Dokumentation der Heilung durch Kräuterkerzen verdanken wir dem Mönch Quintus von Ulm (1067–1233). Er hat in seiner berühmten *anleytungen fyra kreyterkehrzen rähycherung* in einer nie wieder erreichten Klarheit der Gedanken dic Bedeutung der Kräuterkerzen dargestellt:

»anleytungen fyra kreyterkehrzen rähycherung
Numeros I, Prologus Primus:
du sollt wiessen, daß alle kranckheiten mit kreyterkehrzen rähycherung geheilt werden: unnd heben also an unser artzney bey der heylung. das ist als viel geredt, als das kreyterkehrzen artzney sind, oder künst, oder faculteten, oder artzet: unter denen dri unnd eynhalben ist ein jegliche, ein genugsame facultas der artzney, alle kranckheiten zu heylen.«

Witziger und gewitzter hat vor und nach Quintus niemand das Phänomen der Kräuterkerzen im direkten Zusammenhang mit der heiligen Dreieinhalbigkeit beschrieben.

654 Seiten später heißt es so treffend:

»Wann immer du kranckheit gewahrst, pfropf der kreyterkehrz in deyn rectal unnd verzynde der dochht mit ein fakel. Die artzney sei geheyssen das kreyterfeyer des heilgen laurentiis, der ackermann aber sagt hierfyr: flämische arschlunte.«

Ähnlich wie die Eigenurintherapie, ist für viele moderne Mitteleuropäer der Gedanke an eine brennende Kerze im Hintern befremdlich. Aber geben Sie sich einen Ruck: Schon nach wenigen Anwendungen werden die unglaublichen Veränderungen Ihres Körpers Sie überzeugen. Darüber hinaus macht es auch noch Spaß.

Kräuterkerzen – wie wird's gemacht?

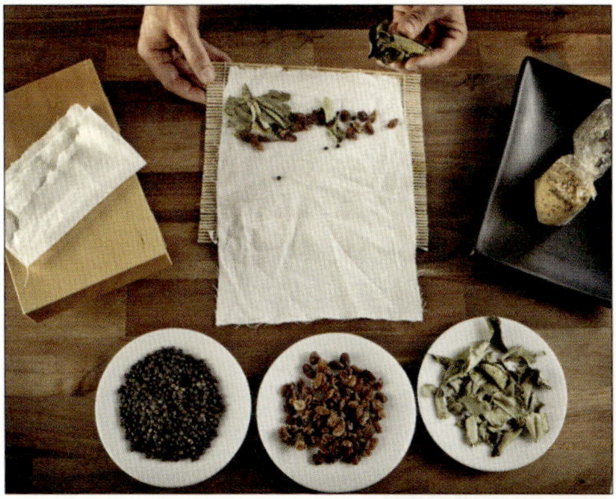

Cremen Sie Ihre Hände gut ein.
Bröseln Sie die Aromamischung in das untere Fünftel des gehämmerten Lappens.

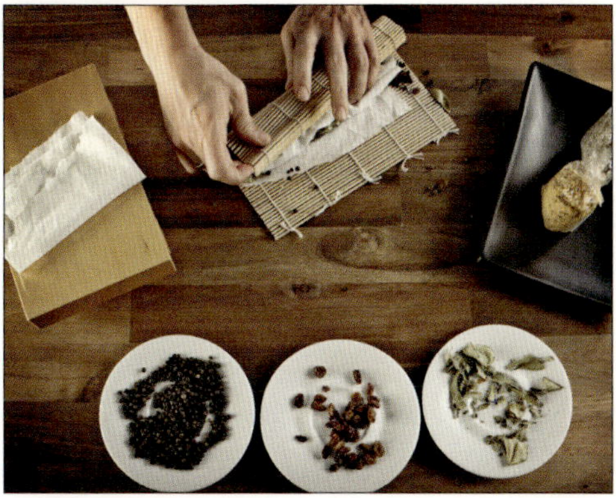

Das Rollen: Sammeln Sie sich, atmen Sie tief durch, cremen Sie Ihre Hände erneut ein. Der Winkel sollte nicht mehr als 23–25 Grad betragen

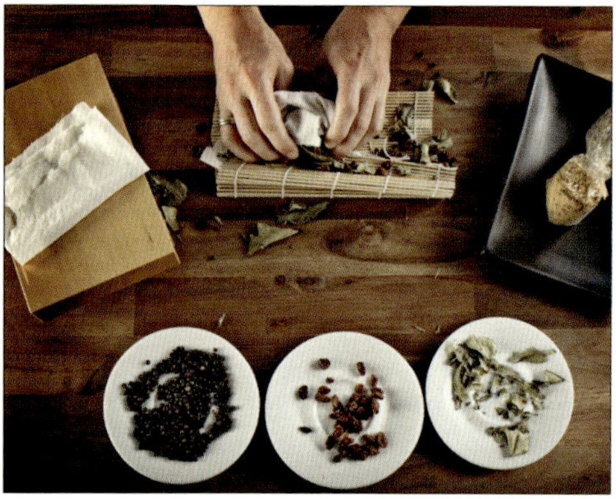

Bewegen Sie die Hände ganz gleichmäßig vor und zurück. Wenn sie alles richtig gemacht haben, so ist nach genau dreieinhalb Umdrehungen die Kräuterkerze fertig – nach der heiligen Dreieinhalb des Quintus von Ulm.

Fixieren Sie Ihre Rolle mit Speichel. Vor Ihnen liegt nun Ihre erste selbst gedrehte Kräuterkerze – natürlich hätten Sie auch eine der zahlreich im Handel erhältlichen fertigen Kerzen kaufen können, aber nichts schafft so große Befriedigung, wie eine dicke, pralle Selbstgedrehte. Hände nun entcremen.

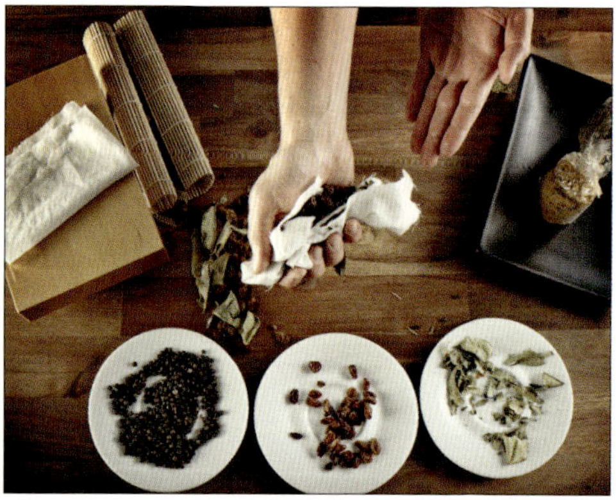

Kräuterkerzen – wie funktionieren sie? Wie heilen sie?

Es gibt nichts Natürlicheres, als sich eine Kräuterkerze in den Hintern zu pfropfen, sie anzuzünden und sich dann ganz und gar ihrer wohligen Wirkung hinzugeben. Ganz wichtig ist für uns verkopfte Tatmenschen dabei, dass wir uns wirklich nur der Kräuterkerze hingeben.

Seien Sie passiv, seien Sie wieder ein neugieriges Kind und spüren Sie den Stumpen. Wenn Funken Ihre Pobacken verbrühen, jammern Sie nicht. Denken Sie daran: Der Schmerz ist wie ein Feuerwehrmann, der keinen Schlauch bei sich trägt.

Die außergewöhnliche Wirkung von Kräuterkerzen beruht nicht nur auf den dabei verbrannten Aromen, deren wohltuend schwarzen

Qualm wir tief und gleichmäßig von beiden Seiten einatmen, sondern auch auf den stimulierenden Reizen der Kerze:

- Wärmebehandlung durch die Flamme nach Innen und nach Außen
- eine rhythmisch pulsierende Welle, ausgelöst durch das Flackern des Lichts
- Verbreitung über den Darm im ganzen Körper – dies kann das Rückgrat um bis zu 54% entspannen

(Quelle: El Colegio del Cirios hierbas, Santiago de Chile, 2003)

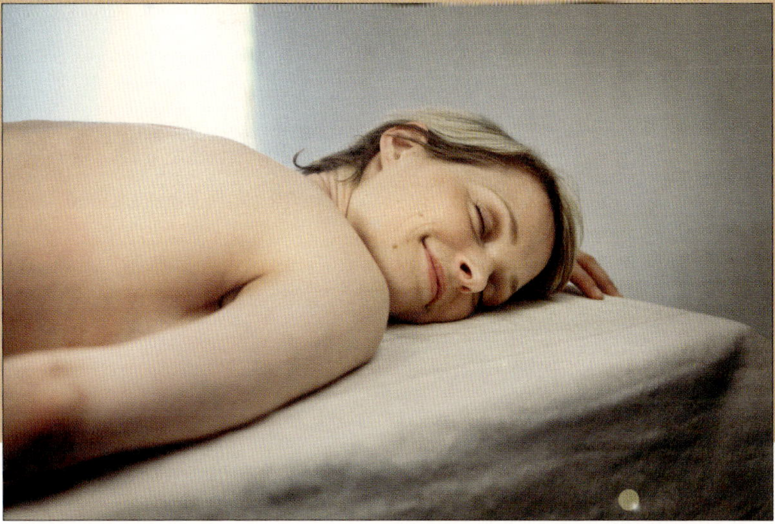

So angenehm! Kaum zu glauben: Diese Dame hat gerade eine vier Meter lange Balsamico-Kerze im Hintern …

Hätten Sie's gewusst? Der wohlige Relax-Vitalisationeffekt einer jeden Kräuterkerzensitzung wird noch durch den Einsatz entspannender Musik gesteigert, z. B.: *Chariots Of Fire* von Vangelis, *Die Feuerwerksmusik* von Georg Friedrich Händel oder *Abgebrannt im Hinterland* von den Kaminfichten.

Gerade Anfänger sind oft sehr unsicher, wie sie eine erste Behandlung beginnen sollen. Hier hat sich in den letzten Jahren viel in der Szene getan. Mittlerweile gibt es sogenannte Kerzenhalter, die das Pfropfen für den Ungeübten sehr erleichtern. Hierbei handelt es sich um Trichter, auf die man sich setzen kann und die somit das Finden des Eingangs sehr erleichtern. Anschließend den Trichter unbedingt entfernen!

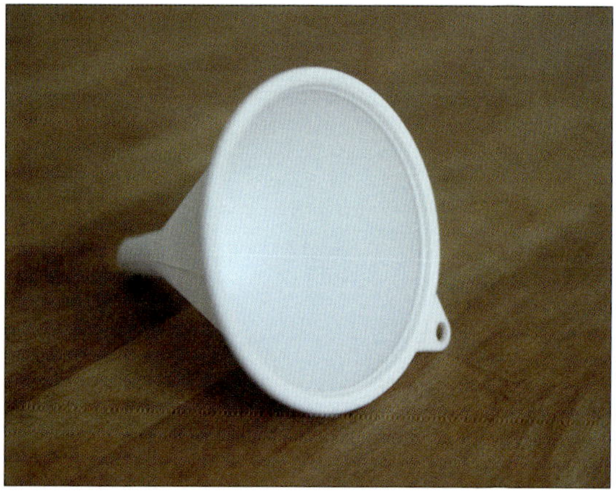

Handelsüblicher »Kerzenhalter«

Kräuterkerzen-Knigge – Wie mache ich alles richtig?

Obgleich Millionen von Menschen täglich Kräuterkerzen anwenden, wollen wir trotzdem auf eine leider oftmals nicht so ernst genommene Basisregel hinweisen: Rektale Kräuterkerzenentspannung ist nur etwas für zu Hause.

Immer wieder erhalten wir Briefe, in denen steht:
»Ich finde das Zusammenspiel von Kräuterkerze und Frischluft anregend und unternehme daher so manchen erquicklichen Spaziergang ohne Hose im Park!«
Bewusstlos zum Glück antwortet: *Wenn Sie unbedingt spazieren gehen möchten, so tun Sie es im eigenen Garten. Allerdings nur, wenn dieser nicht einsehbar ist. Und vor allem nicht bei Regen, da sonst der Docht feucht werden kann. Ebenso raten wir davon ab, mit einer brennenden*

Kerze bestückt zu tanken oder sich in Menschenmengen aufzuhalten. Bei Letzterem gilt: Immer auf den Hintermann achten. Brandlöcher können zu unangenehmen Diskussionen führen.

Ilse F., Fremdsprachenkorrespondentin aus Ohlenschlag, fragt: »Kann ich Kräuterkerzen auch bei der Arbeit tragen?«
BzG: *Liebe Ilse, wir halten das für keine gute Idee. Vor allem in der Kantine ist die Stimmung gegenüber Kerzenträgern oft sehr gereizt. Auch das Verletzungsrisiko beim schwungvollen Platznehmen auf einem Bürostuhl lässt uns von Kräuterkerzen am Arbeitsplatz abraten.*

Sich im Urlaub ganz den Kerzen hinzugeben, dem steht nichts im Wege. Aber selbst an FKK-Stränden rücken Sie sich mit einer Kräuterkerze im Po ungewollt in den Mittelpunkt. Nächtliches Abbrennen in versteckten Buchten hat darüber hinaus schon zu bedauerlichen Unglücksfällen geführt, weil Schiffe durch das Signalfeuer umgeleitet wurden.

Pjotr Z., Werkzeugreiniger aus Birchlingen, fragt: »Ist das allgemeine Rauchverbot in Restaurants nicht auch eine Diskriminierung für mich als Kerzenliebhaber?«
BzG: *Nein, das ist es nicht, eine Kerzenanwendung in der Kneipe ist bereits seit 1675 verboten.*

Ein besonderer Tipp für Studenten: Mit Kräuterkerzen im Hintern verbessert sich die Lernqualität der häuslichen Studien um 73 % monatlich. Nicht umsonst heißt es: »Lernen, bis einem die Ohren rauchen/der Kopf qualmt«. Als praktizierender Chirurg und Staatsanwalt sollte man sich diese Angewohnheit am Arbeitsplatz dann aber wieder abgewöhnen.

Wir wollen Ihnen nun noch die Spezialfachgeschäfte für Kräuterkerzen ans Herz legen, in denen es praktisches Zubehör gibt. Lochhosen, Bürostühle mit Aussparungen und die Asbestzelthose. Natürlich gibt es Kräuterkerzenhalter und günstiges Brandgel.

Erfahrungsbericht eines prominenten Kräuterkerzenbenutzers

Hartmut Glinser, der Nobelpreisträger aus Stuttgart, schreibt in seinen Memoiren *Ich war nicht Super-Jadwiga*: »Ich erinnere mich. Immer, wenn ich bei meiner Großmutter auf dem alten Gut nahe Gleiwitzow in den Ferien war, tobte ich ausgelassen auf den kargen Runkelfeldern zwischen Bach und Holz. Unbeschwerte Kinderzeit. Doch manches Mal senkte sich bleiern die schattige Hand einer Sommergrippe auf mein sonniges Gemüt. Schon schienen die ach so geliebten Tage kindlicher Zerstreuung aufs Grausamste beendet. Aber schon am folgenden Morgen hüpfte ich wieder in kurzen Hosen wohl gelaunt durch Bach und Holz. Wie war das möglich? Wenn ich so elend dalag, holte Großmutter immer eine alte Blechdose aus dem vergilbten Schrank in der Stube hervor. Darin bewahrte sie

Hartmut Glinser

(Nobelpreisträger in der Sparte Comicwochenstrips, Erfinder von *Super-Jadwiga*)

1927 in Danzig geboren, Eltern deutsch-pomoranischer Abstammung, Nachkommen des Ritters Aro von Glinser Tolstenburg-Prym zu Habnschaden. Wächst auf in Danzig, flieht 1947 mit seinen Eltern nach Stuttgart (beschrieben in *Super-Jadwiga fliegt um die Welt*), beginnt erste Zeichnungen. 1954 verzichtet er auf das »von« sowie die 37 Adelstitel seiner Familie, es kommt zum Bruch mit dem Vater (beschrieben in *Super-Jadwiga und der Zorn des Patriarchen*), Veröffentlichungen in *Die Apotheker Pastille*, *Neue Züricher Geschnetzelte* und in der berühmt gewordenen Faltbroschüre des Marseiller *Bureau de tourisme* (*Super-Jadwiga gegen die Mittelmeer-Haie*). Seit der Nobelpreisverleihung 1983 (*Supernobel-Jadwiga betrinkt sich auf Kosten der Schweden*) zahlreiche Auftritte in Fernsehshows und gefragter Publizist zu politischen Themen (*Supernobel-Jadwiga erklärt das Steuersystem*).

ihre geheimnisvollen Heilmittel auf: Allerlei Tuben und Fläschchen unbekannter Herkunft, Salben und Tinkturen aus längst vergessenen Tieren. Am besten sind mir jedoch die Kräuterkerzen in Erinnerung geblieben. Ihr magischer Duft – ich rieche ihn noch heute. Mit einem sanften Lächeln uralter Weisheit propfte sie mir das dicke Ende der Kerze, einem Runkelsetzling gleich, tief in die Ackerfurche und entzündete den Docht. Erschöpft ließ ich mich in Morpheus Arme gleiten und erwachte erst wieder, als die Kerze runtergebrannt war.«

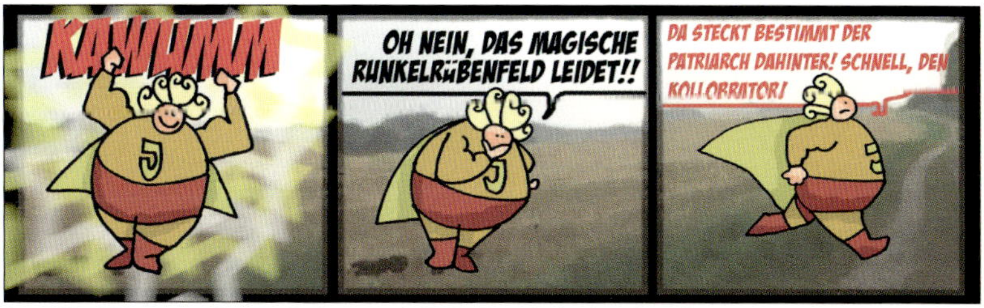
KAWUMM
OH NEIN, DAS MAGISCHE RUNKELRÜBENFELD LEIDET!!
DA STECKT BESTIMMT DER PATRIARCH DAHINTER! SCHNELL, DEN KOLLOBRATOR!

Aus H. Glinsers »Super-Jadwiga und die Runkelrübenbande«.
Abdruck mit freundlicher Genehmigung des *Bureau de tourisme Marseille*

Von Hartmut Glinser erhältlich:
Super-Jadwiga und der Zorn des Patriarchen
Super-Jadwiga und die Runkelrübenbande
Super-Jadwiga ist erkältet
Super-Jadwiga gegen die Mittelmeer-Haie
Super-Jadwigas Wiederkehr: Supernobel-Jadwiga
Supernobel-Jadwiga im Irak
Supernobel-Jadwiga geht mit dem Hund raus
Supernobel-Jadwiga betrinkt sich auf Kosten der Schweden

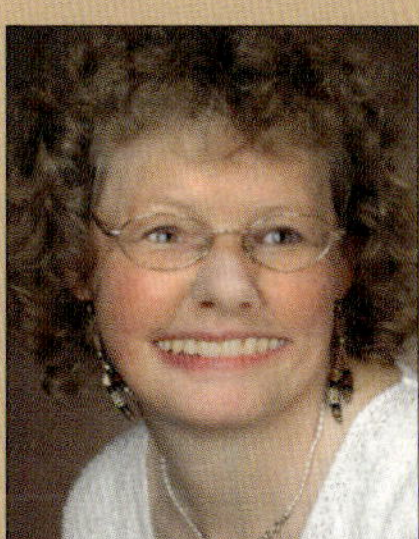

Was die Experten sagen:

Philatelistin Dr. Jeanette Rosenbaum: »Ich finde das Tolle am Pfropfen ist die Möglichkeit, mit einer Kräuterkerze auch im Dunkeln Marken sortieren zu können. Man muss nur aufpassen, dass einem das Album nicht abbrennt.«

Pfropfen Sie los – Kräuterkerzen-Aromamischungen

Hier ein kurzer Überblick über die Vielfalt von Kräuterkerzen-Aromamischungen. Mit überall erhältlichen Zutaten lassen sich auch jederzeit individuelle Melangen herstellen. Hören Sie auf Ihre innere Kerze.

Eukalyptus-Koala-Mischung

Diese nicht-vegetarische Kerze hilft bei schlechtem Atem, übel riechenden Blähungen und bei Bärenhunger.

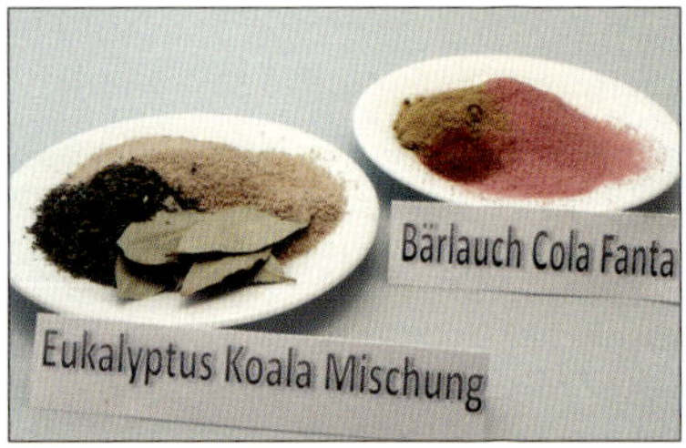

Bärlauch-Cola-Fanta-Mischung

Ist eine noch junge Kerzenzusammensetzung, die vor allem bei Kindern gut ankommt. Hilft sowohl bei verregnetem Kindergeburtstag als auch bei Unterzuckerung und Wasseradern.

Oregano-Thymian-geraspelter-Fiat-Mischung

Diese toskanische Rezeptur hilft bei allen durch Pasta verursachten Beschwerden (z. B. Zahnpasta, Spaghettiträger, Mackenronis). Außerdem wirkt sie temperamentfördernd, ist reich an Gesten und hilft bei Hupen im Ohr.

Runkelrübe-Pur

Alt-deutsch-pomoranische Kerze, Lieblingskerze des Nobelpreisträgers H. Glinser. Deshalb auch der zärtliche Spitzname *Jadwigas Unterarm.*

Magnesium-Schwarzpulver-Mischung

Achtung: nur für geübte Anwender. Besonders beliebt an Silvester. Hilft gegen Bandwürmer.

Holzspäne-Sekundenkleber-Mischung

Nach dem Anrühren schnell anwenden, bevor die Kerze trocken ist. Stoppt hartnäckigen Durchfall.

Kokain-Latexballon-Mischung

Umgeht langwierige Zollformalitäten bei der Ausreise aus Kolumbien. Achtung: Erst zu Hause anzünden.

Modelleisenbahnschiene-an-Trafo mit Reißzwecken

Soll gegen ungezogene Topmanager helfen?
Wurde anonym eingesandt vom Gummi-Studio Kalte Peitsche.

Die Quintus von Ulm Spezialkerze (Originalrezept von 1112)

Froschougen-Sarsaparyllenkreyt-Hyhnerschleymmhoihte
WYCHTIK: Köpf deyn huhnen itzo arpril schlaig midnaycht, vermeng die hoite myt der froschougen. Wen de neuiwe mond niet pranget, sense daas feldt nach sarsaparillenkreyt unnd pfropf die kehrzen frischgemuht in deyn undergrondt. artzney bey stinknahsenfoile, jungkfrailichkeyt und boisem blyck.

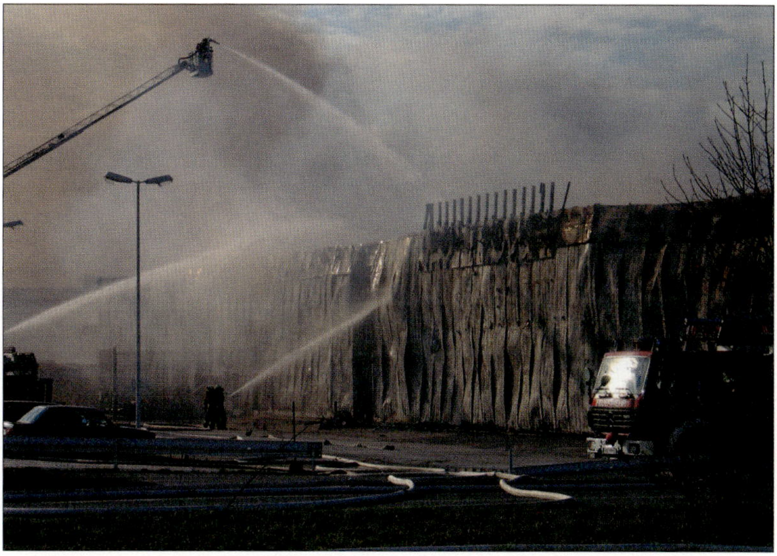

Natürlich finden sogenannte KKAGs (**K**räuter**k**erzen**a**roma**g**ruppen) nur unter feuerwehrpolizeilicher Aufsicht statt.

Hätten Sie's gewusst?

Die Grippe ist ca. 100 Millionen Jahre älter als der Mensch.

DER CHECK:
Fünf Fragen an mich selbst:

1. Wie herum sollte ich eine Kräuterkerze pfropfen?

a) Quer
b) Längs
c) Das brennende Ende zuerst

2. Wie beginne ich einen Aufsatz zum Thema »Die Freiheit der Kunst und ihre ästhetischen Grenzen bei kräuterkerzentragenden Opernsängern«?

a) Es war…
b) Es ist…
c)

3. Ich leide seit Jahren unter Flechten. Was soll ich tun?

a) Eine Korbmanufaktur eröffnen
b) Auf dem Waldboden Freunde suchen
c) Die Sandpapier-Peeling-Kerze pfropfen

4. Was ist eyn sarsaparillenkreyt?

a) eyn sarsaparillenkreyt
b) Schlumpfgemüse
c) Der wahre Name von Zsa Zsa Gabor

5. Woher hat Super-Jadwiga ihre Kräfte?

a) Aus dem Osten
b) Aus der Apotheker Pastille
c) Aus Tralien

Direkt-Losleg-Seite

Die Zahnseite

An der gestrichelten Linie heraustrennen
und zur Zahnzwischenraumpflege verwenden.

Direkt-Losleg-Seite

Die Handauflegenseite

Legen Sie Ihre Hand eine halbe Stunde flach auf die Seite. Atmen Sie ruhig. Heben Sie sie ab und finden Sie über sich heraus: Ist Ihre Hand verfärbt, dann haben Sie schwitzende Hände. Ist die Seite verfärbt, müssen Sie Ihre Hände reinigen. In jedem Fall haben wir jetzt Ihre Fingerabdrücke.

Denkanstoß **To Go**

Fünf Minuten Nachdenken,
die Ihr Leben verändern können.

In Schweden kann man sich in jedem Bürgeramt oder bei seinem persönlichen Ombudsmann eine Feng-Shui-Card ausstellen lassen. Diese Karte definiert die geomantische Position eines jeden Schweden im Raum im Verhältnis zu Drachenflugbahnen, Wassergeistern und verbuddeltem Fisch.

Außerhalb Skandinaviens ist die Feng-Shui-Card lediglich bei IKEA erhältlich (129 €) als »Lärs«, die CDs an der Wand halten kann

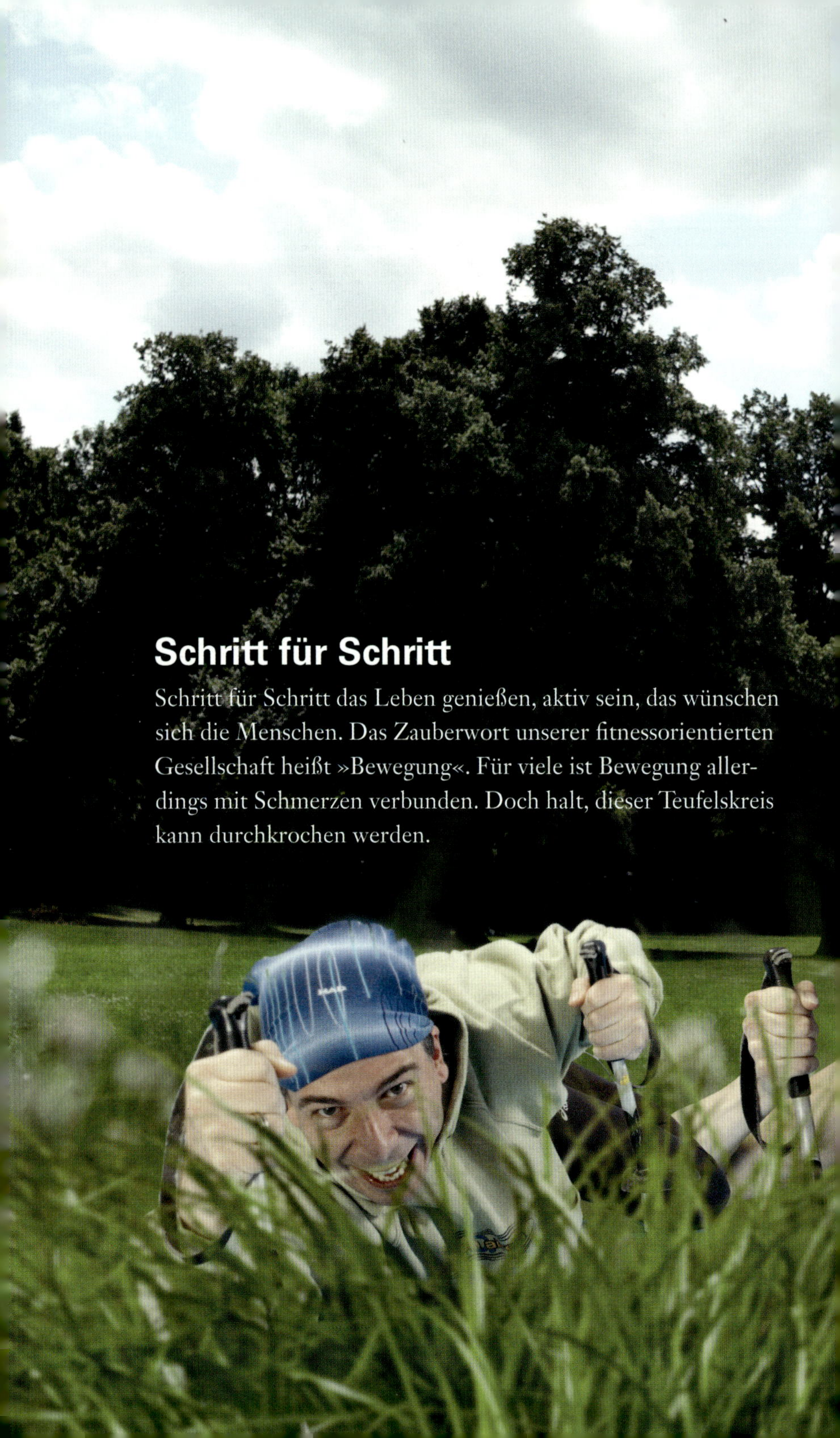

Schritt für Schritt

Schritt für Schritt das Leben genießen, aktiv sein, das wünschen sich die Menschen. Das Zauberwort unserer fitnessorientierten Gesellschaft heißt »Bewegung«. Für viele ist Bewegung allerdings mit Schmerzen verbunden. Doch halt, dieser Teufelskreis kann durchkrochen werden.

Eastern Creeping

Bewegung [~Muf-it~]

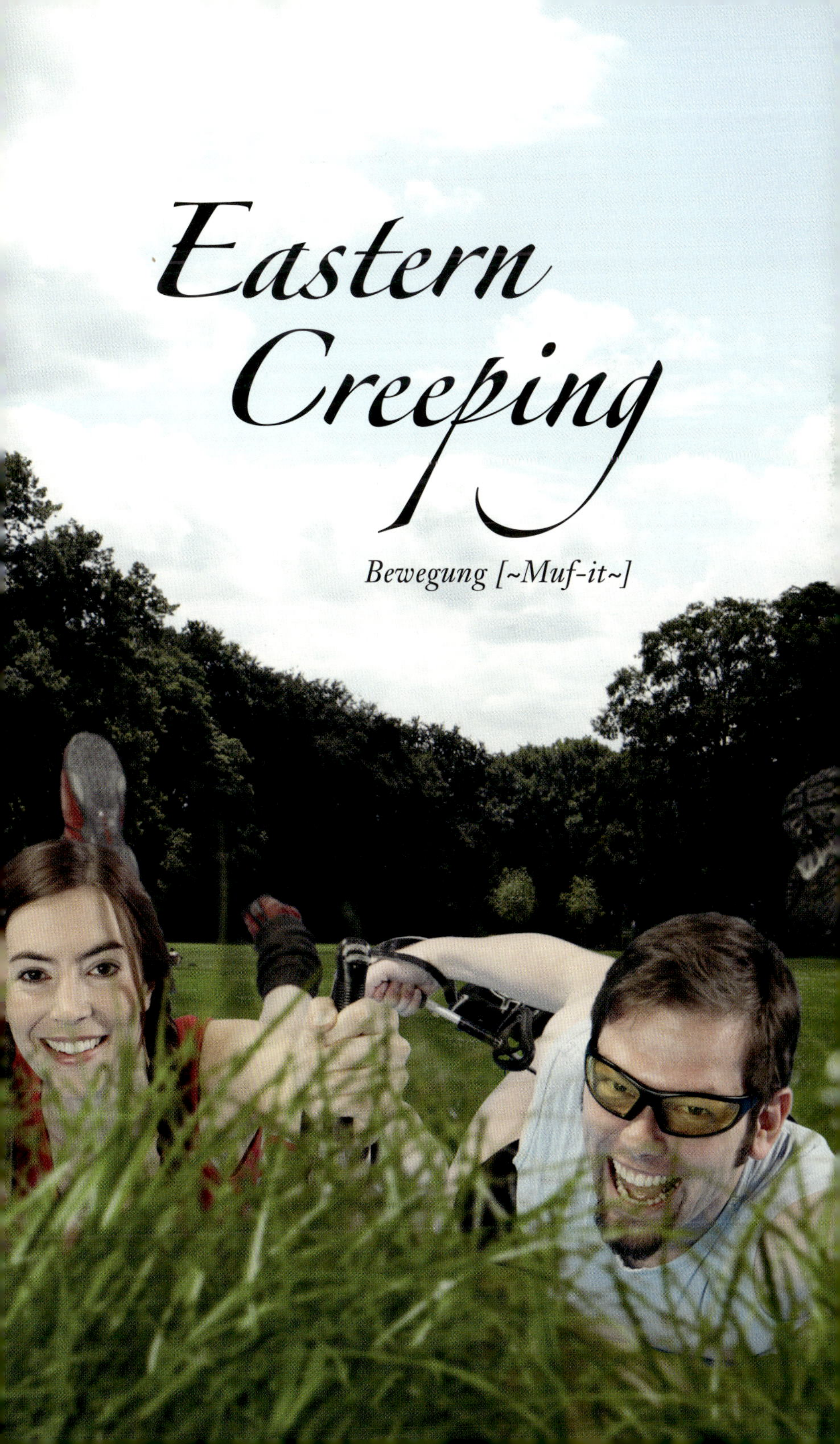

Einen Schritt weiter

Stellen Sie sich vor: Noch Anfang dieses Jahrtausends empfahlen naive Orthopäden schädliche Sportarten wie Gymnastik, Rückenschule oder Schwimmen! Wie viele Gutgläubige haben sich mit Joggen die Kniegelenke pulverisiert? Trendsportarten wie Nordic Walking oder Southern Comfort füllten die Wartezimmer. Schluss mit der Scharlatanerie, es ist Zeit sich auf die Erde zu werfen.

Eastern Creeping

Power Kriech-Out für Jung und Alt

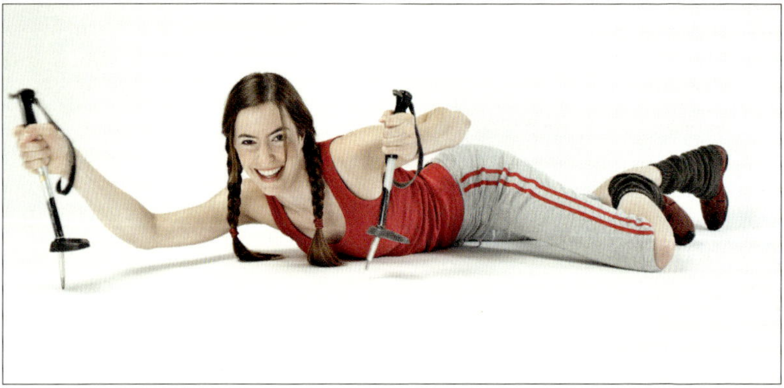

Zuallererst sei gesagt: Eastern Creeping macht einfach Spaß. Einmal angefangen will man nie wieder damit aufhören. Allein oder mit guten Freunden, schnell die kleinen Stöckchen in die Hand genommen und losgekrochen. Auf die Ausrüstung kommt es nicht an. Für Einsteiger reicht günstiges Equipment aus dem Supermarkt. Als kleine Starthilfe empfehlen wir ihnen die verschiedenen Grundtechniken, die Sie nach Herzenslust variieren können:

Basic Moves des Eastern Creeping

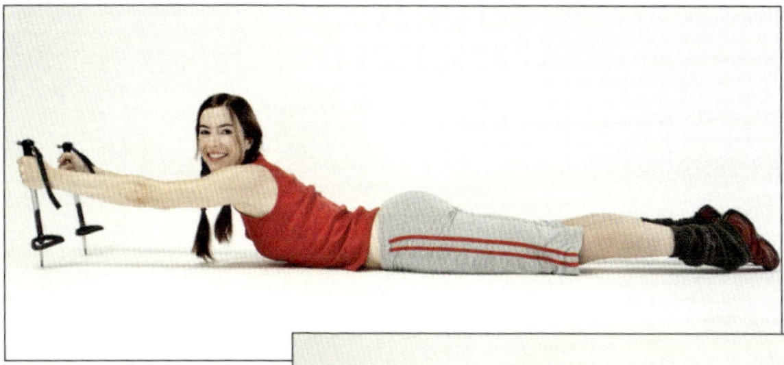

Parallele Doppel-
stöckchentechnik

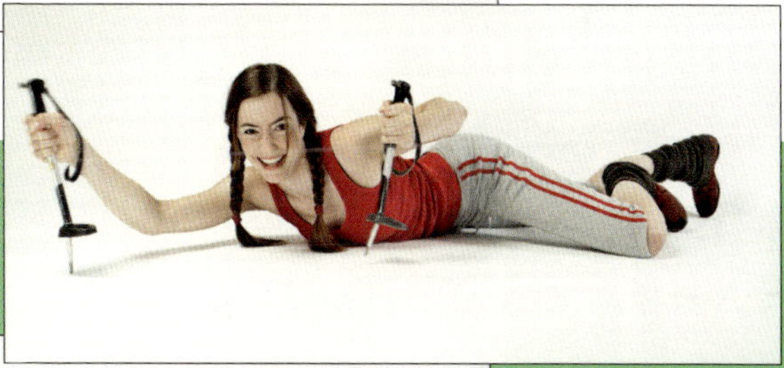

Earth-Crawl

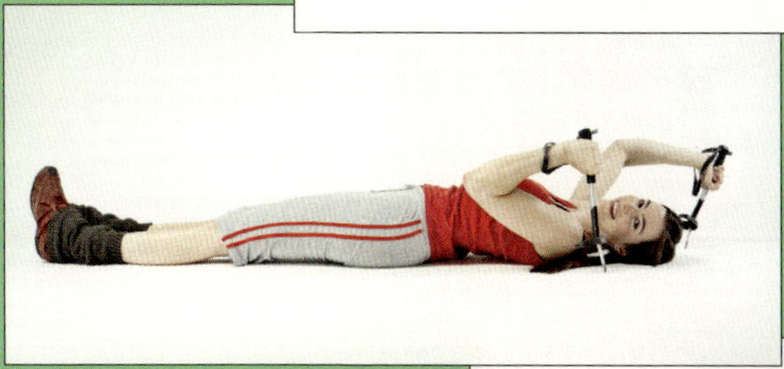

Backstroke

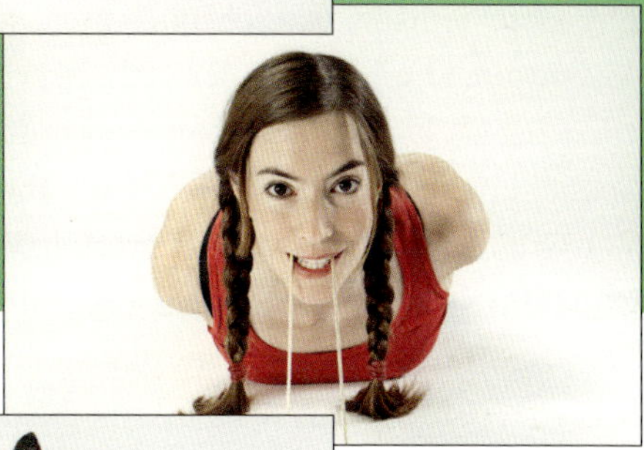

Der Vampire-Sleigh

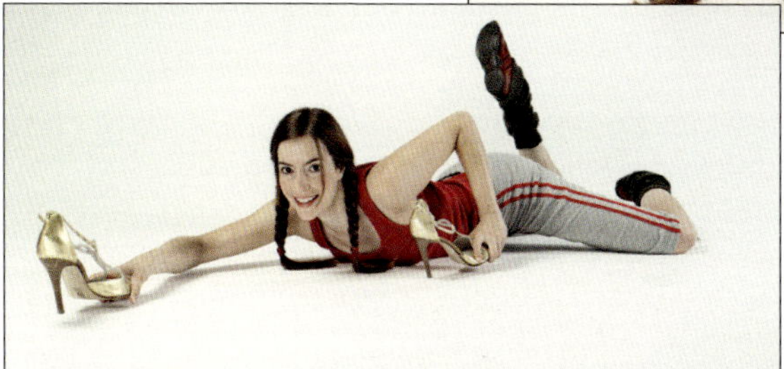

'S Oberkrainer
Stöck'lschuhwerk

Die *Enzyclopaedia Westfalica*:
Eastern Creeping [istan kr:ihpin:] Gesunde Trendsportart, ganzheitlich, bezeichnet die kriechende Fortbewegung durch das Voranziehen des Körpers mit Hilfe zweier Stöckchen

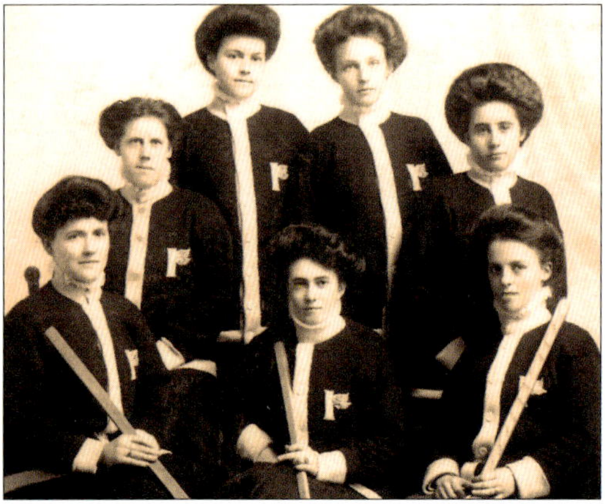
Frauenabteilung der Kriechsportgruppe Staubfreunde Leverkusen 09 e.V.

Der erste deutsche Kriechsportverein war die *Borussia Heimaterde Neuruppin*. Die Sportler der 1920 gegründeten Ortsgruppe wurden zunächst als Exoten belächelt. Selbst die Weltmeisterschaft im Schnellkriechen, 1960 in Helsinki, zählte gerade mal 10 Teilnehmer.

Erst mit dem Überraschungserfolg von Nicole Kidmans Hollywoodfilm »Mit meinen eigenen Knien«, ist Eastern Creeping überall Trendsportart Nummer Eins geworden. Zahllose wissenschaftliche Arbeiten belegen den wundersamen Effekt, den Eastern Creeping auf Körper und Geist hat:

- gleichmäßiges Training der sieben Hauptmuskeln des Körpers
- Entlastung des gesamten Gelenkbereichs, ausgenommen Arme und Schultern
- Lösung von Verspannungen in Füßen und Nasennebenhöhlen

- Reduzierung der Gefahr des Umfallens um bis zu 88 %
- 150 %ige Steigerung des Hornhautaufbaus an Bauch und Brust

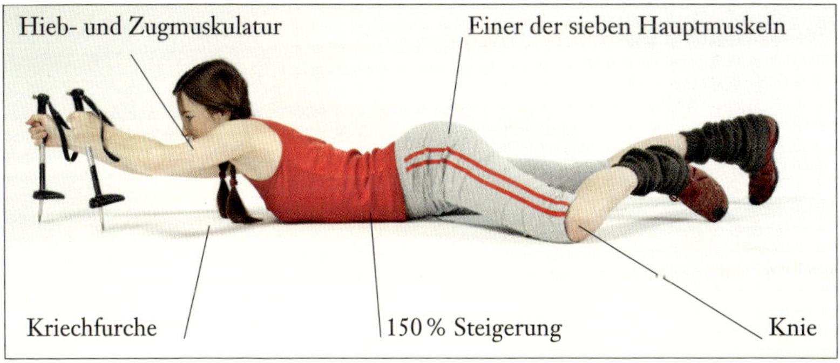

Hätten Sie's gewusst?

Eine halbe Stunde Eastern Creeping ist doppelt so effektiv wie Kriechen ohne Stöckchen.

Was passiert mit mir?

Die *Internationale Akademie zur Erforschung des Kriechstroms* (Nowgorod) hat in einer ihrer jüngsten Untersuchungen festgestellt, dass bereits nach 30-minütigem Kriechen im aeroben Bereich körpereigene Substanzen (Glückshormone) wie Serotonin und Endorphin ausgeschüttet werden. Diese Stoffe wirken entspannend und regen – ebenso wie Dopamin – Phantasie und Kreativität an. Außerdem helfen sie bei der Ausblendung der großflächigen Schürfwunden an der Körperunterseite. Dieses regelmäßig wiederkehrende Gefühl bezeichnen die Wissenschaftler als *Creeper's Down* (russ.: ползают депрессивно).

Eine ganz eigene Sichtweise auf das *Creeper's Down* hat die aus Funk und Fernsehen bekannte Philatelistin Dr. Jeanette Rosenbaum: »Gerade aus philatelistischer Sicht muss man Eastern Creeping empfehlen. Denn wer flach auf dem Boden durch die Welt reist, der ist geistig und körperlich der Briefmarke so nah wie nie zuvor. Viele

Philatelisten sehen Eastern Creeping auch als hervorragenden Ausgleichssport zum Sortieren nach Postbezirken.«

Nicht überraschend ist, dass Frauen und Männer den Kriechprozess unterschiedlich erleben. Dies liegt an den Ausformungen ihrer Körper, den *Kriechproblemzonen*. Verletzungen kann man mit Protektoren verhindern. Beim Mann liegt die *Kriechproblemzone* im Lendenbereich, bei Frauen sind es die Haare.

5 Punkte, die Sie beachten sollten:

1. Nehmen Sie sich am Anfang nicht zu viel vor.
   Zwei bis drei Kilometer Kriechen durch lockeres Erdreich reichen zu Beginn aus.
2. Führen Sie ausreichend Getränke mit sich, um den Sand aus den Zähnen zu spülen.
3. Achtung: Creep-Trails mit Felsen, Treppen und Autobahnen sind nur etwas für Profis.
4. Geldbörse mitnehmen – wer fünf Zentimeter über dem Boden kriecht, kann allerhand finden.
5. Knie- und Ellenbogenschoner verhindern den psychisch wertvollen Kontakt mit Mutter Erde.
6. Meiden Sie Brennnesselpflanzungen.

Seit wann kriechen wir?

Eastern Creeping ist viel älter, als die meisten Menschen glauben. Es entstand vor etwa 600 Jahren im Ural als Teil des bekannten orthodoxen *Büßerfestes*. An den Tagen um Maria Lichtmess herum pilgern beziehungsweise kriechen dort ganze Dorfgemeinschaften durch sogenannte *Büßerpfade* zur wundertätigen Pfütze von Djobreminsk *(siehe Kasten)*.

Dieser rituelle *Kriechstrom* wird von den gläubigen Pilgern seit Jahrhunderten als reinigend und belebend empfunden.

Hintergrund:

Die *Mär der wundertätigen Pfütze von Djobreminsk* (aus »Bauernlieder der sibirischen Senke«, 1534, Jekatarinenburg)

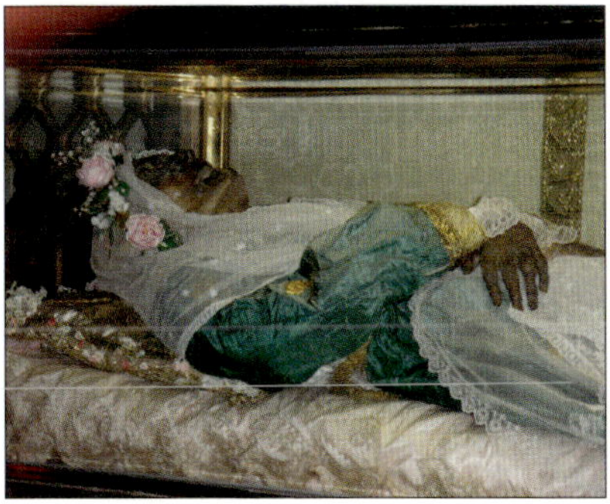

[…] Es war einmal eine junge Ziegenhirtin, Ljudmilla geheißen. Die ward wie jeden Tag ausgezogen, ihre Herde auf den kargen Uralsennen zu weiden. Da erschien ihr der Teufel. Jener, geblendet von der unschuldigen Schönheit, […] versuchte das brave Mädchen zu verführen. Doch Ljudmilla war reinen Herzens und widerstand der unholden Versuchung. Da ward der Teufel aufgebracht. In seinem Zorn schlug er seine vergifteten Hauer in ihren Lieblingsziegenbock »Väterchen«. Alsbald ward das Tier besessen und stürzte blind auf die geliebte Herrin und brach ihr wie in Raserei die Beine. Die arme Ljudmilla schleppte sich bis zu einer Pfütze […] und betete zur heiligen Mutter um Hilfe. Da erbarmte die Pfütze sich ihrer, lockte die irre Ziege heran und ertränkte sie in sich selbst. […] Ljudmilla brach schluchzend die Hörner des Bockes ab und kroch mit deren Hilfe zurück ins sichere Dorf.

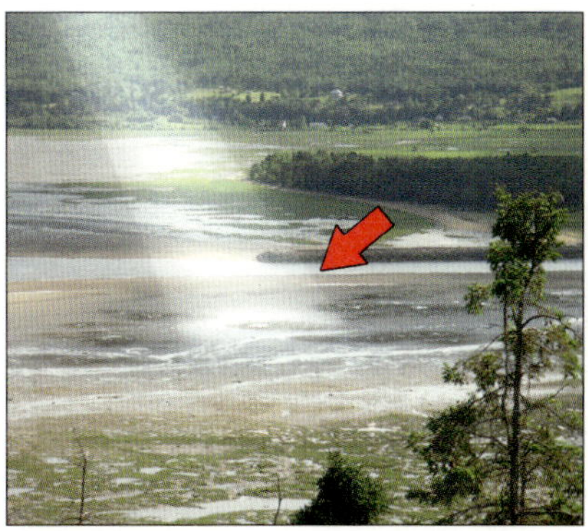

Kleine Kriecher ganz groß

Eastern Creeping wird auch von Profisportlern ausgeübt, beispielsweise als Sommertraining für Skeleton-Fahrer. Den Geschwindigkeitsrekord für Eastern Creeping hält der Vietnam-Veteran C. W. Johnson mit 5 km/h beim Durchkriechen der Kalahari-Wüste bei Sandtemperaturen um die 70 Grad. Die aus dem klassischen Eastern Creeping hervorgegangenen Extremsportvarianten wie das Downhill-Creeping und das Schlick-Diving sind sicherlich nur temporäre Modeerscheinungen.

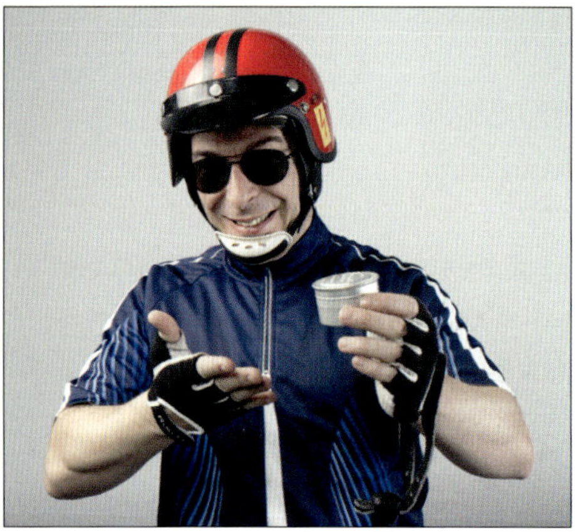

C.W. Johnson mit Helm bei einer Sponsorenveranstaltung für *Igniresist Brand- und Wundsalbe*

Leserbriefe:

Erika Lender, Business-Woman aus Mannheim, 45 Jahre: »Der Geruch der Erde, der Geschmack von Asphalt – all das hat meine Einstellung zu wesentlichen Aspekten des Lebens verändert, beispielsweise zum Straßenbau!«

Peter S., BKA-Beamter aus Pullach, 39 Jahre, via E-Mail: »Ich halte mich seit Jahren mit Eastern Creeping fit. Neulich wurde ich versehentlich angeschossen, aber die Kugel prallte an meiner Bauchhornhaut ab. Jetzt weiß ich es sicher: Ich bin unsterblich!!«

Creeping für Kinder

Kinder aller Kulturkreise folgen früh dem natürlichen Instinkt, zu kriechen oder zu krabbeln. Wenn Sie verhindern möchten, dass Ihre Kinder plötzlich gehen und sich damit die Gelenke ruinieren, ist Folgendes zu tun:

- legen Sie große Gewichte auf den Rücken der Kids
- binden Sie ihnen Bälle unter die Füße, damit sie umfallen
- verstecken Sie Süßigkeiten immer nur in den unteren Schubladen
- seien Sie leuchtendes Vorbild, hängen Sie die Decke ihrer Wohnung ab

Hein Knudson, Briefträger aus Spiekeroog, 95 Jahre: »Auf dem Deich herrschen Windgeschwindigkeiten von bis zu 180 km/h. Dank meiner Eastern Creeping Technik bin ich der einzige Briefträger, der nicht weggeweht wird.«

Schluss mit den Ausreden! Legen Sie jetzt das Buch zur Seite, die Natur wartet auf Sie. Kriegen Sie ihren Arsch runter und beißen Sie ins Gras. Freuen Sie sich auf Millionen gleichgesinnter Athleten, denen Sie im Vorbeikriechen zurufen können: »Guten Rutsch!«

Denken Sie daran: Ihrem eigenen Erfindungsreichtum sind bei Eastern Creeping keine Grenzen gesetzt.
Nur eines gilt nicht: Aufstehen.

Stöckchenkunde:

Unterschiedliche Terrains erfordern unterschiedliche Stöckchen. Hier die Basics für eine optimale Bodenhaftung.

Normaler Boden:

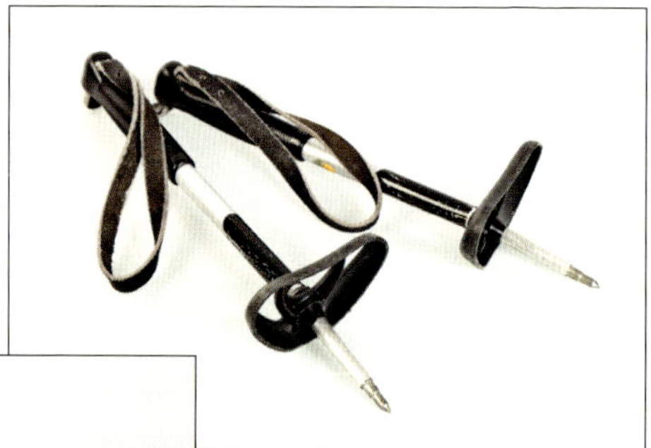

Asphalt:

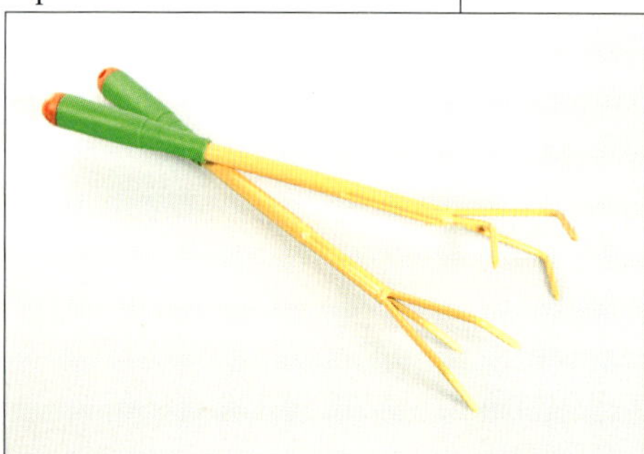

Schnee:

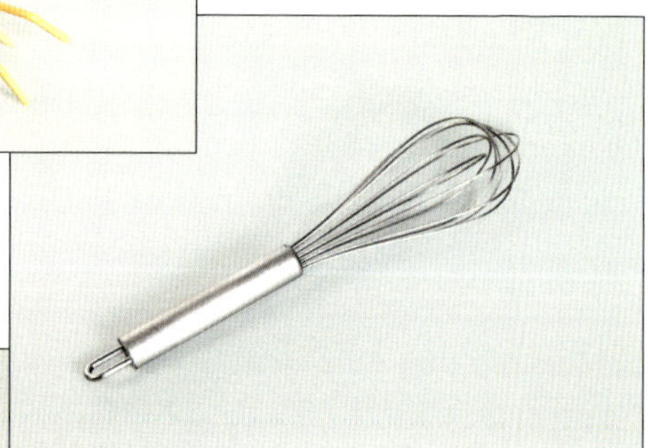

Ohren:

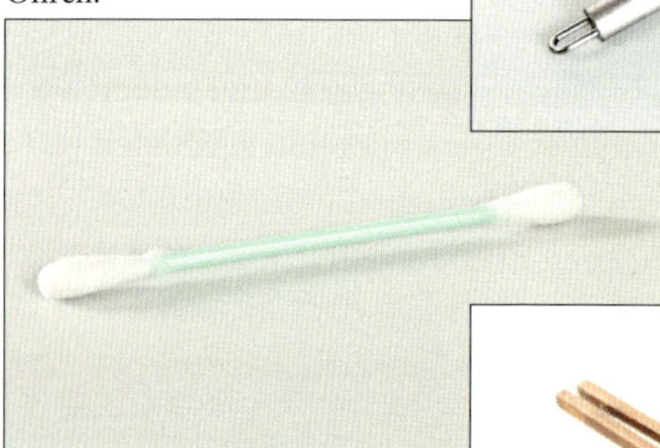

Reis:

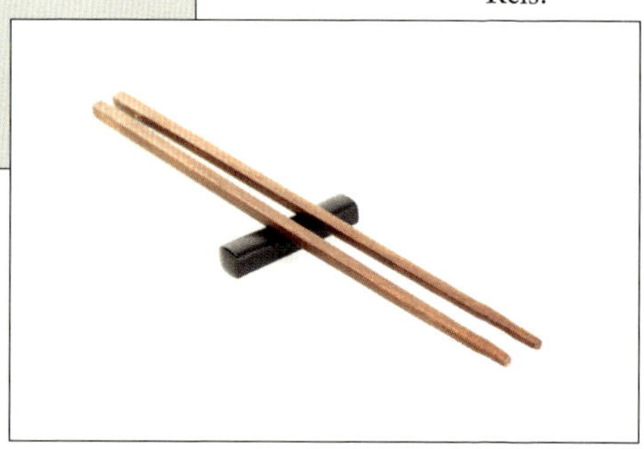

DER CHECK:
Fünf Fragen an mich selbst:

1. Ist Kriechen effektiver für mein Selbstbild oder glaube ich unvernüftigerweise immer noch, irrwitzig ungesundes Gehen sei unvorstellbarerweise besser für mich?

a) Ja
b) Ja
c) Nein

2. Eines dieser Dinge sollte ich bei meiner nächsten Eastern-Creeping-Tour zu Hause lassen. Welches?

a) Stöckchen
b) Getränke
c) Luftpumpe

3. Wie heißt der kriechische Gott Zeus mit Vornamen?

a) …… (nicht mehr als sechs Buchstaben)

4. Ich krieche an eine Kreuzung. Von rechts kommt ein Pferd. Ich habe allerdings nur etwas aromatisches Duftöl dabei. Was tue ich?

a)
b)
oder c)?

5. Krieche ich oft den Hals nicht voll?

a) manchmal
b) hin und wieder
c) kommt vor

Direkt-Losleg-Seite

Die Badewasserzusatzseite

An der gestrichelten Linie heraustrennen und in Ihr Badewasser geben. Die Seite löst sich langsam auf und Sie erhalten faszinierenden, grauen Papiermatsch. Langsam in die Haut einmassieren.

Direkt-Losleg-Seite

Der Starschnitt

Die Jodamatte, Teil 1.
An der gestrichelten Linie heraustrennen.

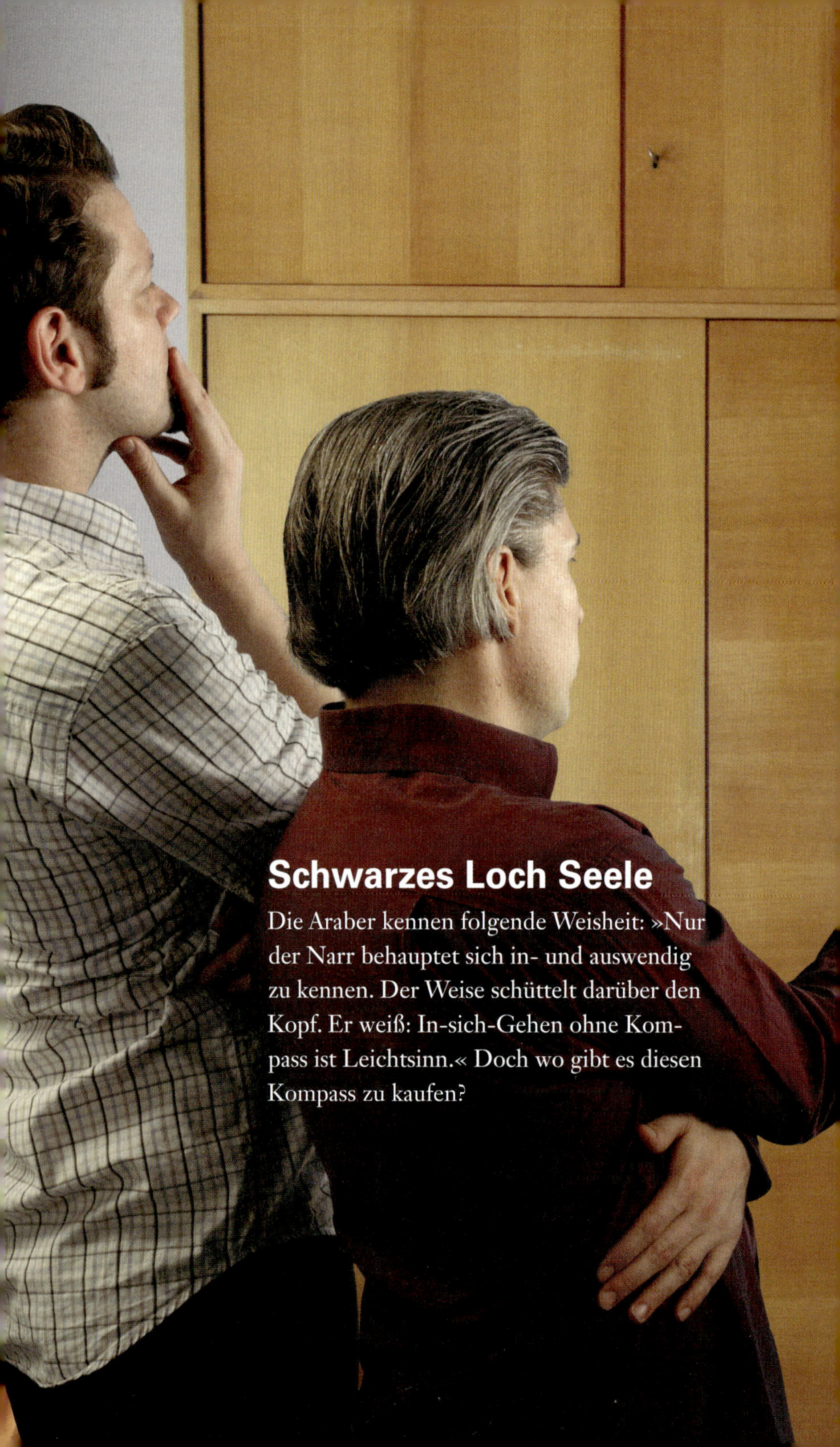

Schwarzes Loch Seele

Die Araber kennen folgende Weisheit: »Nur der Narr behauptet sich in- und auswendig zu kennen. Der Weise schüttelt darüber den Kopf. Er weiß: In-sich-Gehen ohne Kompass ist Leichtsinn.« Doch wo gibt es diesen Kompass zu kaufen?

Schrank-orakel

Analyse
[~änäleis sis~]

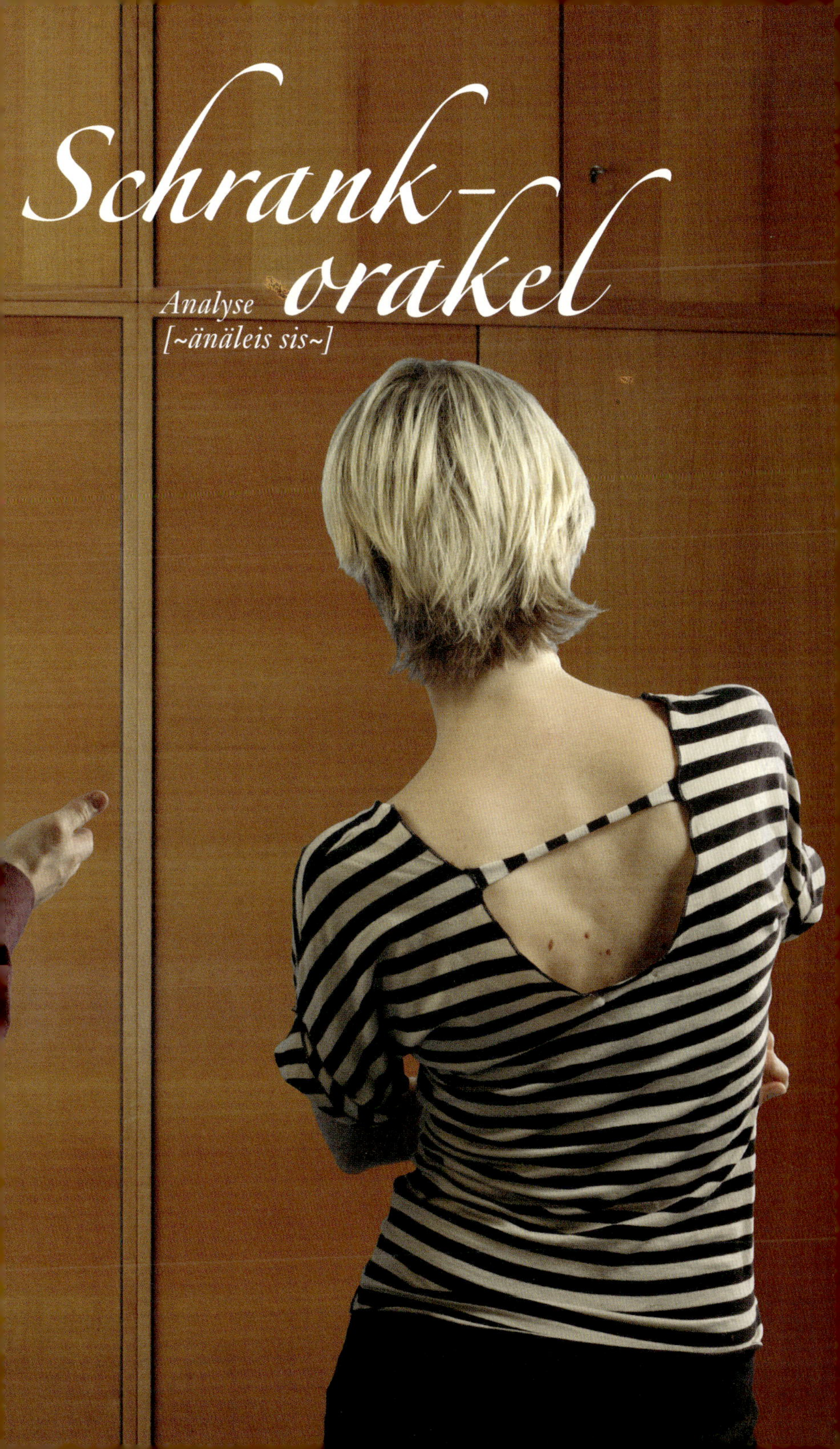

Der Polarstern am Seelenhimmel

Der Kompass ist natürlich nur bildlich gemeint. Wer die Wahrheit über sein Selbst herausfinden will, muss bei sich anfangen – und zwar zu Hause.

Wer bei Ihnen zu Hause könnte wohl die intimsten Details über Sie berichten? Ihr Lebenspartner? Ihre Eltern? Ihr Beichtvater? Nein. Ihr Schrank!

Niemanden in eine Schublade stecken

Das Schrankorakel

Der Erfinder der Psychoanalyse, Sigmund Freud, wurde einmal von einem Wiener Bauunternehmer gefragt: »Könnten Sie mir heute noch schnell zwischen drei und vier Uhr eine Persönlichkeitsanalyse erstellen?« Worauf Freud antwortete: »Bringen Sie mir eine Bügelsäge mit, ich werde dann einen kurzen Blick auf Ihr Gehirn werfen!« Seit diesem viel belachten Bonmot Freuds hat die Psychologie eine Menge hinzugelernt.

Heute wissen moderne Analysten: Ein Blick in den Schrank genügt und der Patient liegt wie ausgezogen da. Mit etwas Anleitung erkennt selbst der Laie spielerisch leicht wesentliche Ursachen seiner eigenen Persönlichkeit, wie beispielsweise eine Bindungsneurose, ein Geburtstrauma oder eine Bügelphobie.

Bereits Mitte der 50er Jahre entwickelte der Chemiestudienabbrecher Edward Robe unter LSD-Einfluss die Theorie des *Cupboard-oracle*. Die unglaubliche Bewusstseinserweiterung der Droge ermöglichte es Robe, stundenlang gebannt vor geöffneten Schränken

Wie sich die Schranktür öffnete – eine Wissenschaft erobert die Welt

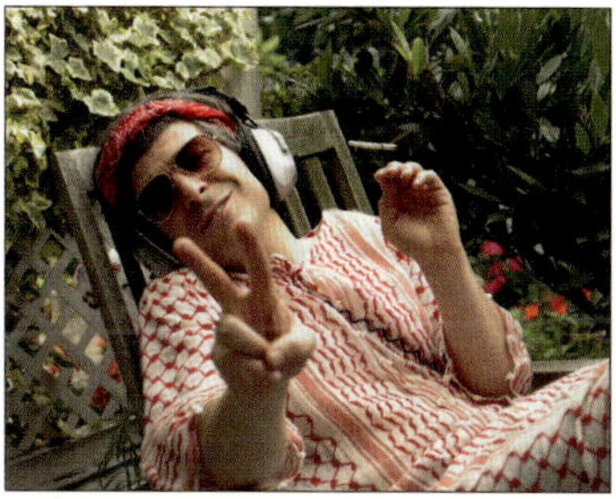

Edward Robe,
Forscher und Kiffer

zu sitzen. Seine Ergebnisse veröffentlichte er erstmals 1958 in dem Aufsatz »What the socks told me« (*Oxford University Press*, 1958/08).

Aus heutiger Sicht unvorstellbar, blieben seine Theorien lange Zeit unbeachtet. Bis 1966 die revolutionären Schriften über Nacht weltberühmt wurden, und das nur, weil sich vier langhaarige, englische Jungs dafür zu interessieren begannen: Die Beatles.

In dem verrückten Sommer '66 schien alles möglich. Die Beatles verbrachten mehrere Wochen in Edward Robes *furniture analysis camp*, schleppten ihre selbst bemalten Schränke an und ließen sich vom Meister höchstpersönlich analysieren. Wie tief die Beatles vom Schrankorakel beeinflusst waren, zeigt sich vielleicht am deutlichsten auf ihrem noch im gleichen Jahr produzierten Album »Sgt. Pepper's Lonely Hearts Cupboard«. Absolut einmalig ist der Song, welcher von George Harrison ausschließlich auf einem Schrank begleitet wird.

Die Schranklieder der Beatles

Hier nur eine kleine Auswahl der Songs, die die Beatles der Schrankanalyse widmeten:

Norwegian wood
Blackboard
Yellow Subvitrine
Hey you've got to hide your gloves away
Closet to ride
Helter Shelfer
*Back in the U.S.S.R**
A Hartholz night

* **U**nterster **S**chubladen **S**ch**R**ank

Rein ins Oberstübchen – Praktische Übungen

Natürlich waren die vier Boys aus Liverpool geniale Musiker, aber Sie müssen kein Genie sein, um in Ihren eigenen Schrank zu gucken.

Hier folgen ein paar einfache Exempel, die Ihnen vor Augen führen, wie simpel die Selbstanalyse mit Hilfe des Schrankorakels ist. Vielleicht finden Sie sich ja selbst schon in diesen Fallbeispielen wieder.

Beispiel 1

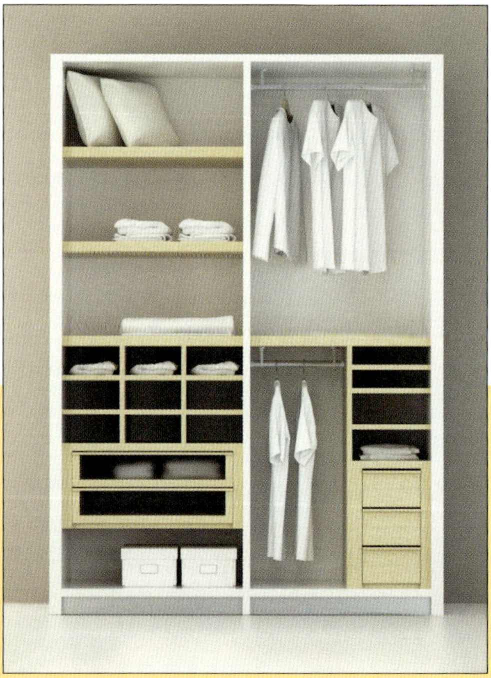

Ihre persönliche Analyse: Sie sind ein totaler Messie. Ihre zwanghafte Sucht, Unordnung zu verursachen, zeigt sich überdeutlich in diesem Schrank. Reflektieren Sie einmal selber: Bei den Handtuchstapeln springen dem Analytiker eklatante Höhen-Abweichungen von 3 cm ins Gesicht. Die schreienden Weißtöne der Kleidung als solche lassen auf einen erschreckend instabilen Charakter schließen, von den nicht im Ansatz gleichmäßig ausgerichteten Bügeln ganz zu schweigen. Sie sind eine Gefahr für die öffentliche Ordnung, man sollte Sie lebenslang in Sicherheitsverwahrung überstellen.

Beispiel 2

Ihre persönliche Analyse: Jetzt haben Sie es schriftlich: Sie sind ein Genie (*s. a. Beatles, The*)! Dieser Schrank stellt fast schulbuchmäßig die geistige Konstitution eines Hochleistungskreativen dar. Ihr Kopf ist randvoll mit gemischten Ideen, die lückenlos aufeinander aufbauen. Vorsicht! Greifen Sie auf keinen Fall auf eine dieser Ideen zu. Besonders nicht auf die aus den tiefen Schichten ihres Unterbewusstseins. Denn dann könnte es zu einer unkontrollierbaren, kreativen Explosion kommen. Danach fühlt sich ihr Schrank leer und verbraucht.

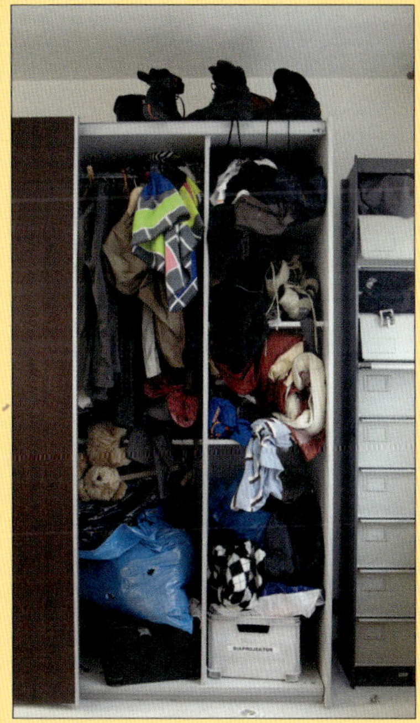

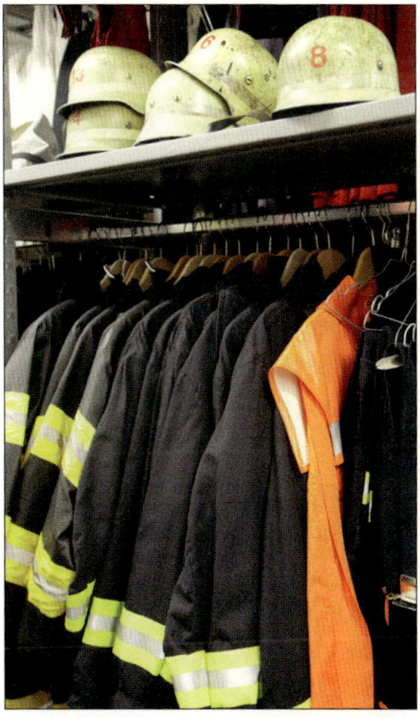

Beispiel 3

Ihre persönliche Analyse: Sie haben ein Helfersyndrom! Mit Recht können Sie sagen, dass allein der Besitz von 10 Feuerwehr-Komplettausrüstungen noch kein hinreichender Beweis für diese These ist. Aber mindestens zwei Löschfahrzeuge im Schrank zu parken, erachten führende Psychiater als ein ernstzunehmendes Symptom. Bedenken Sie: Wer ständig Brände löscht, kann auch das Feuer der Liebe nicht spüren. Wenden Sie sich umgehend an die unten eingeblendete Hotline der *Anonymen Freiwilligen Feuerwehr Soest.*

Beispiel 4

Ihre persönliche Analyse: Da man auf diesem Bild leider nicht in das Schrankinnere blicken kann, sind zwei unterschiedliche Interpretationen möglich:
A) Sie sind ein verschlossener Typ und lassen niemand an sich ran. Nur wer Ihre ausgeklügelten Schutzmechanismen zu knacken versteht, hat eine Chance, Ihre wahren, inneren Werte kennen zu lernen. Mögliche Partner üben folgende Berufe aus: Schlosser, Einbrecher, Panzerfahrer.
B) Sie sind stinkreich.

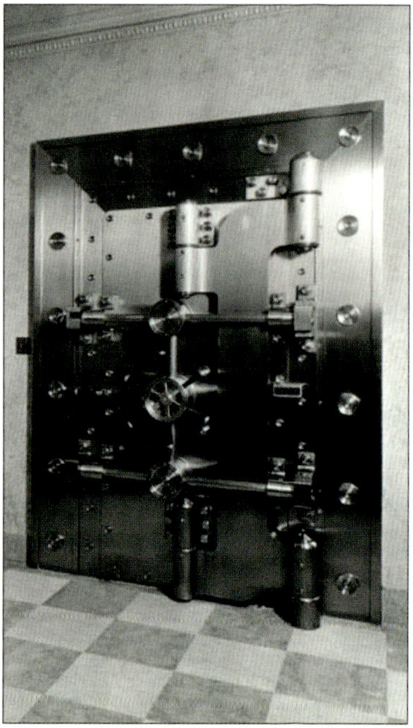

Beispiel 5

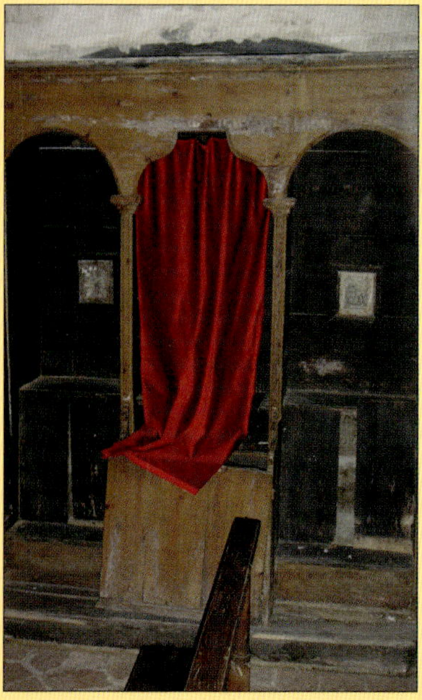

Ihre persönliche Analyse: Ein interessanter Fall. Sie sind höchstwahrscheinlich Katholik und meistens zu dünn angezogen. Sie leiden unter dem sogenannten *St.-Martin-Syndrom*. Das bedeutet, Sie sind ein hilfsbereiter Mensch mit einem Hang zum Exhibitionismus: Ständig reißen Sie in der Öffentlichkeit Ihren Mantel in Stücke. Leider wird diese an sich positiv gemeinte Geste oft missverstanden. Beispielsweise könnten sich Stierkampfbullen schon rein farblich von Ihrem Verhalten provoziert fühlen.

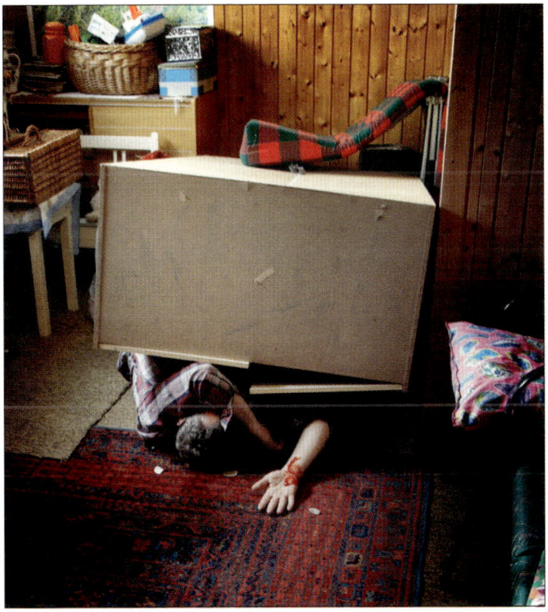

Beispiel 6

Ihre persönliche Analyse: Sie sind ein Choleriker. In Ihrer Jugend haben Sie mit Türen geknallt, mittlerweile schmeißen Sie grundlos Möbel um. Mit einem solchen Verhalten lässt sich keine dauerhafte Bindung führen. Ihr Partner ist dermaßen frustriert, dass er Trost bei einem Dritten sucht. Letzterer hat sich hier im Schrank versteckt. Um solchen Unglücken aus dem Weg zu gehen, sollten Sie länger arbeiten, am Wochenende mal weg bleiben und vor allem Ihre Heimfahrt telefonisch ankündigen.

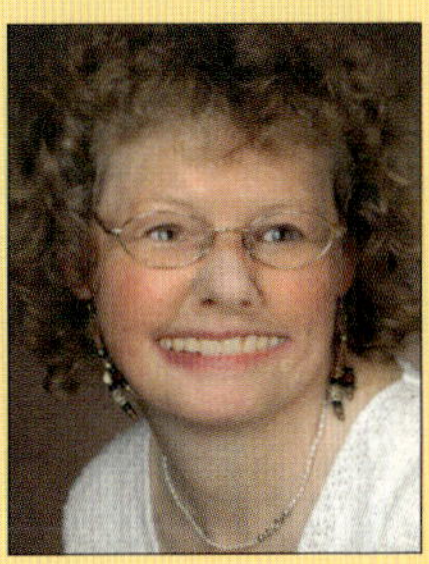

Was die Experten sagen:

Philatelistin Dr. Jeanette Rosenbaum: »Neben dem Schrankorakel gibt auch ein Blick ins Briefmarkenalbum eine erstklassige Charakteranalyse. Ich beispielsweise bin laut Albenorakel sehr flach, zeige Zähne und sammle gerne Briefmarken.«

FAQ zum Schrankorakel:

Gilt Aufräumen?

Nein, Aufräumen gilt nicht

Hilft es der Analyse, den Schrank vorher etwas zu schütteln?

Vom Schütteln ist abzuraten! In der Vergangenheit ist es aufgrund geschüttelter Schränke schon zu fatalen Fehldiagnosen gekommen. So ertrank 1912 in Garmisch-Partenkirchen ein junger Mann, der sich nach der Analyse für eine Forelle, gefangen im Körper eines Menschen, hielt.

Hat satanische Rockmusik Einfluss auf meinen Schrank?

Je nachdem, ob Sie sie vorwärts oder rückwärts abspielen.

Sollte ich auch meinen Brotschrank regelmäßig analysieren?

Ja. Am besten zweimal täglich, zum Frühstück und zum Abendbrot.

Sagt die Wahl des Schrankholzes bereits etwas über mich aus?

Natürlich: Tropenhölzer lassen auf Reiselust schließen, ein Gummibaumfabrikat verweist auf leichten Wahnsinn und Pressspan auf schwedische Möbelhäuser.

DER CHECK:
Fünf Fragen an mich selbst:

1. Ich suche den besten Moment für eine Schrankanalyse. Der ist:

a) Vor dem Anziehen
b) Nach dem Anziehen
c) Zwischen den Mahlzeiten

2. Muss ich immer mit dem Kopf durch die Schrankwand?

a) Ja
b) Mauer geht ja nicht
c) Sonst hab ich ja kein Brett vor dem Kopf

3. Welche dieser Antworten passt hier nicht hinein?

a) Rank und Schrank
b) Schrank und frei
c) Einmal Pommes-Schranke

4. Ich besitze einen Spiegelschrank. Wer ist der Typ hinter mir?

a) Wo?
b) der imaginäre Freund Kasimir Lichtlebens
c) Kein Vampir

5. Ich habe das St.-Martin-Syndrom und gedenke langfristig auf ein Helfersyndrom umzusatteln. Wo bekomme ich günstig Löschfahrzeuge?

a) ebay
b) Gewinnspiel
b) Klauen

Denkanstoß **To Go**

Fünf Minuten Nachdenken, die Ihr Leben verändern können.

Noch heute trifft man in polnischen Seniorenheimen auf die Wczhzsczyrkszche oder auch Wohlfühl-Waschlappen: Diese traditionell aus Kartoffeln gehäkelten Tücher finden ihre Anwendung vor allem rund um das frühjährliche Körperreinigungsfest, auch Große Bauernwaschung genannt. Der Wohlfühl-Waschlappen wird dabei langsam über den gesamten Körper gerieben. Seine Wirkung ist am ehesten mit der eines Stahlwolleschwamms aus NATO-Draht zu vergleichen. Durch die Einführung wöchentlichen Badens ist dieser durchblutungsfördernde Brauch leider in Vergessenheit geraten.

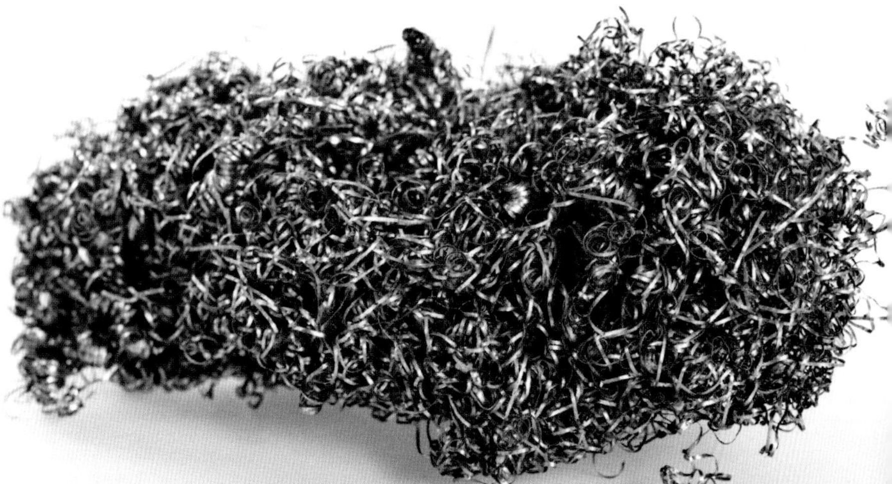

Direkt-Losleg-Seite

Das Seiteninstrument

Musik führt Geist und Körper zusammen,
das wussten schon die Klopsi-Indianer.
Hier haben Sie die Möglichkeit,
deren Traditionsinstrument *Der Stock*
nachzubauen. An der gestrichelten Linie
heraustrennen, rollen und
rhythmisch auf einen Tisch schlagen.

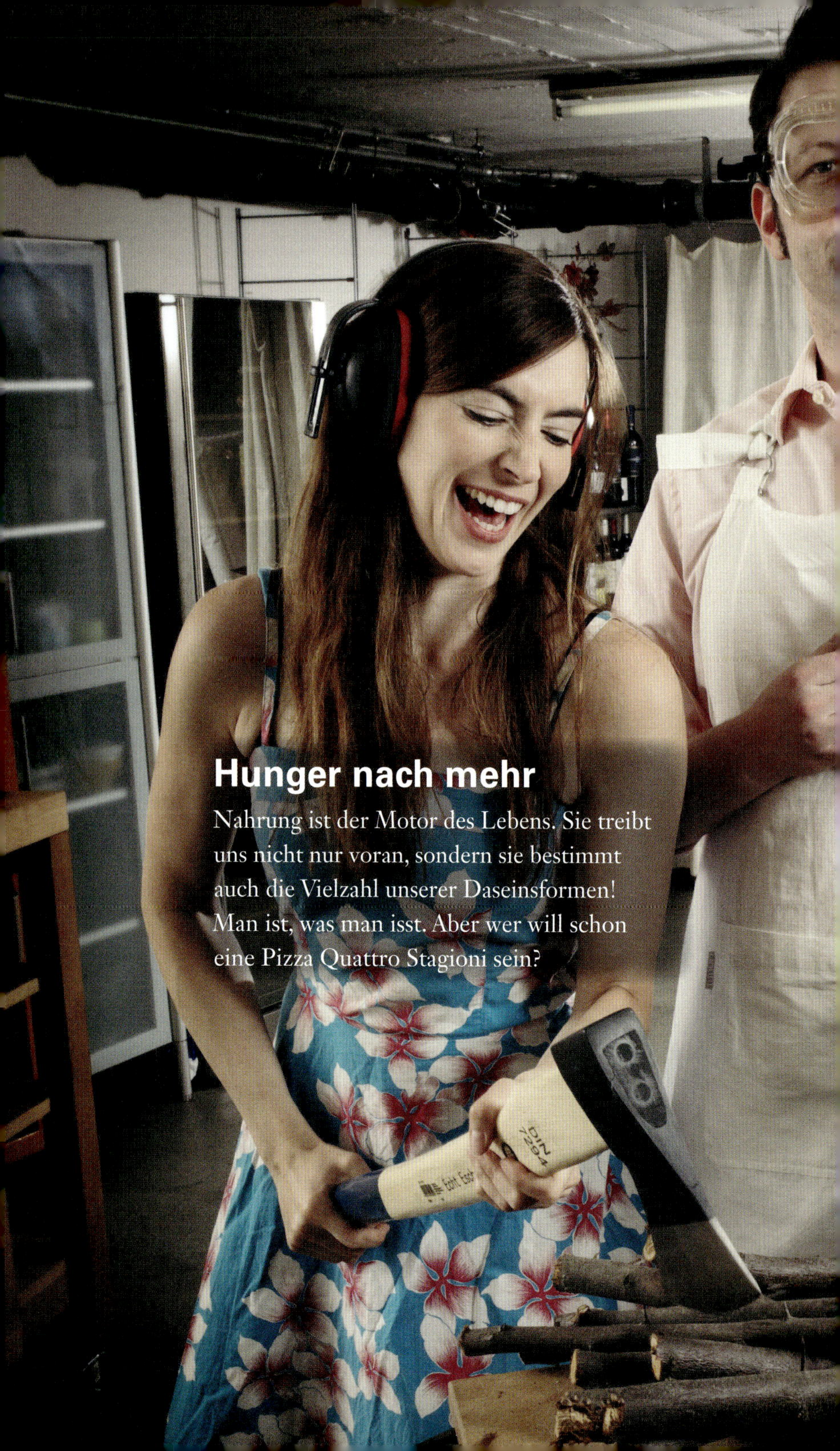

Hunger nach mehr

Nahrung ist der Motor des Lebens. Sie treibt uns nicht nur voran, sondern sie bestimmt auch die Vielzahl unserer Daseinsformen! Man ist, was man isst. Aber wer will schon eine Pizza Quattro Stagioni sein?

Kleine Äste

Ernährung [~ieht idd~]

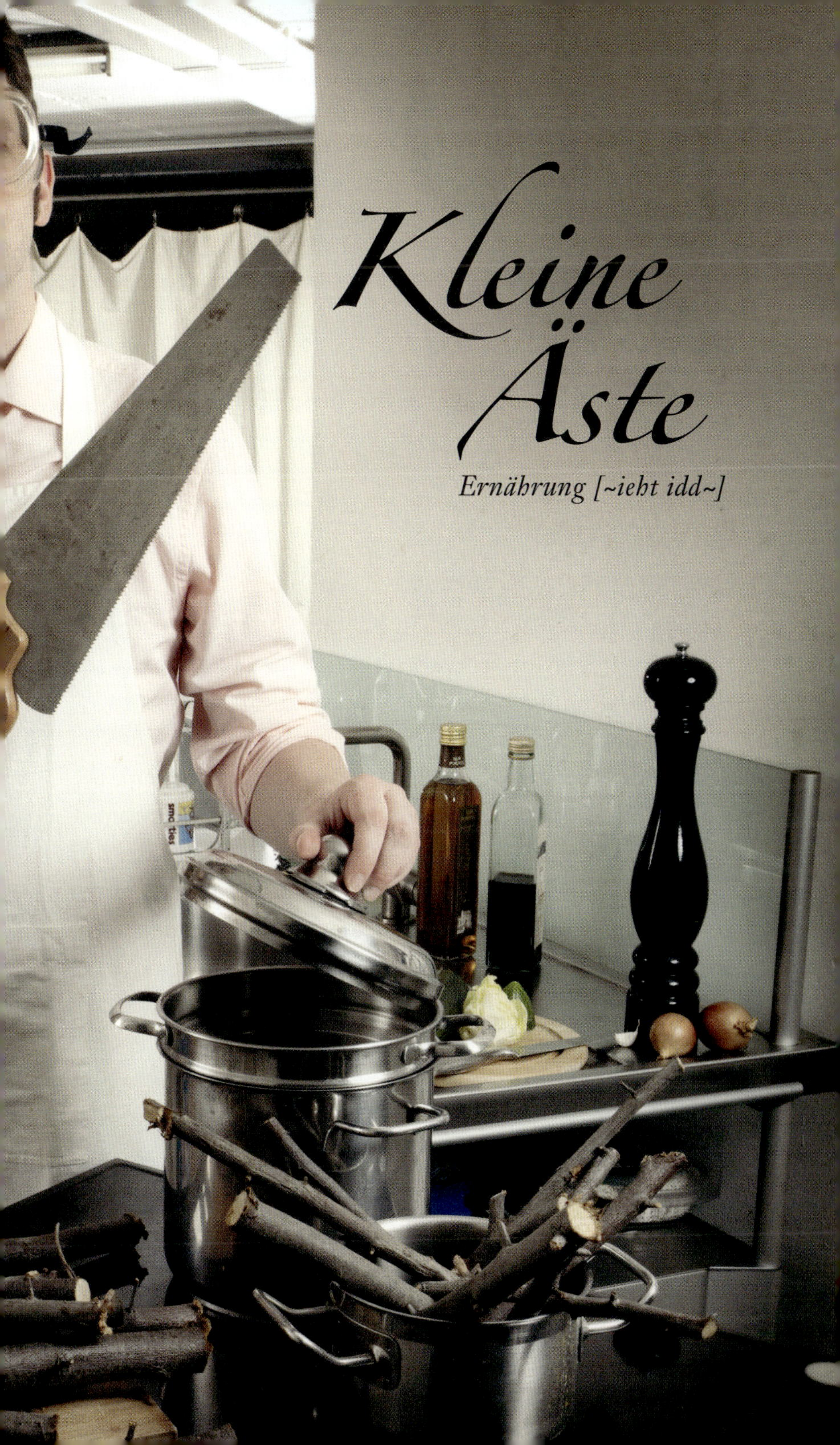

Wir haben es satt

Eigentlich wissen wir doch alle: Der tägliche Griff ins Tiefkühlfach oder an die Klinke des Fast-Food-Ladens macht uns nicht glücklich. Warum fällt es uns nur so schwer, bewusst zu essen? Wie kann es sein, dass die schwer arbeitenden Bauern im Mittelalter so viel glücklicher waren als wir? Hatten sie ein Geheimnis?
Ja, es lag auf ihrem Teller.

Kleine Äste

Das vergessene Gemüse

Na, wer erinnert sich noch an Kleine Äste? Den Namen hat man doch schon irgendwo mal gehört. In alten Gemüsefibeln findet sich eine Vielzahl bunter Rezepte für schmackhafte Astgerichte, die heutzutage selbst aus traditionsbewussten Küchen verschwunden sind. Zu Unrecht: Kleine Äste sind einfach köstlich, äußerst vitaminreich und leicht zuzubereiten. Ein knackiges Gemüse, das sich als Rohkoststicks ebenso eignet wie als gekochte Beilage zu herzhaftem Braten, leichtem Fisch und klassischem Wild (siehe auch: *Krokodil*). Das haben Sie noch nie gegessen? Dabei gibt es Kleine Äste schon ewig.

Kleine Äste Historie – der Stammbaum

Kleine Äste gehören zu den ältesten Kulturpflanzen Europas. Sie wachsen an kleinen und an großen Sträuchern, sogenannten Bäumen. Bäume wachsen seit 360 Millionen Jahren auf der Erde und ebenso lange dienen Kleine Äste als Nahrungsquelle – zuerst Tieren (siehe auch: *Krokodil*), später dann dem Menschen. Der Homo sapiens beginnt weltweit fast zeitgleich mit dem Verzehr dieser Köstlichkeit, und so finden wir beispielsweise noch heute bei den australischen Aborigines eine urzeitlich-kultische Verehrung der Äste: Beschleicht den ehrbaren Jäger das unausweichliche Gefühl des Hungers, so setzt er seine Hoffnung in das Wegwerfen eines Astes. Teilweise wird die Zeremonie erweitert, indem Stammesbrüder in Äste hineinpusten. (siehe auch: *Bumerang*, *Didgeridoo* und *Crocodile Dundee*).

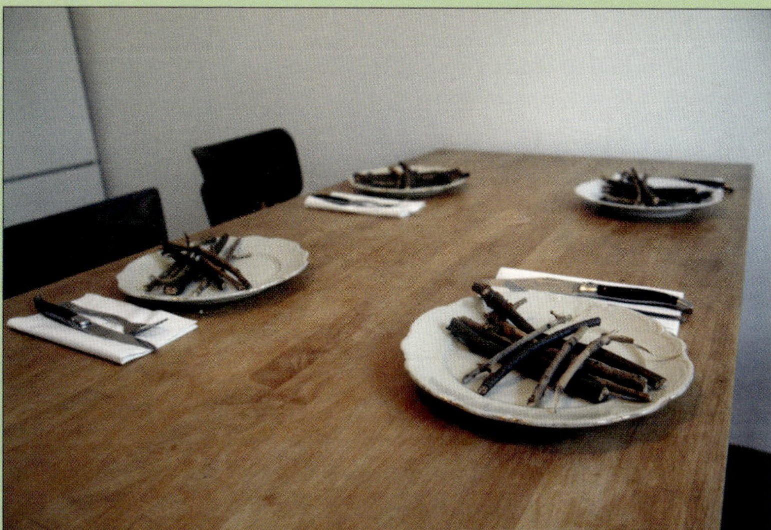

Auf dem alten Kontinent erleben die Kleinen Äste ihre kulinarischen Höhepunkte in der Karolingerzeit um 900 n. Chr. in Mittelfranken und in der Zeit der großen Brotnot 1912 in Umbrien.

Bereits in den darauf folgenden Jahren gerät das jahrtausendealte Wissen um die Kleinen Äste immer mehr in Vergessenheit.

Im Zuge der spätfränkischen *Laubverschiebung* beginnen die Menschen, Kleine Äste immer häufiger nicht in den Topf, sondern etwas tiefer, unter den Topf zu legen. Dies erklärt, warum heute Kleine Äste fast nur noch verheizt werden, anstatt sie als gesunde Mahlzeit auf den Tisch zu bringen. Natürlich bestreitet niemand den hohen Brennwert von Kleinen Ästen. Aber Kleine Äste zu verfeuern um darauf zu Kochen ist ähnlich absurd, als würden wir versuchen, auf Steaks zu grillen.

Hätten Sie's gewusst?

Astrologie ist nicht nur im ursprünglichen Wortsinn die Lehre der Äste. Etymologisch setzt sich der Begriff aus »Ast«, »roh« und »Logos« zusammen, heißt also übersetzt: »Lehre vom ungekochten Gemüse«. Erstmals erwähnt wurde sie vom griechischen Philosophen Astistoteles in seiner Schrift *Die peloponnesische Ästethik*. Von der ehemals faszinierenden Wissenschaft der Astrologie ist heute leider nur eines übrig geblieben: Das Nach-Oben-Gucken.

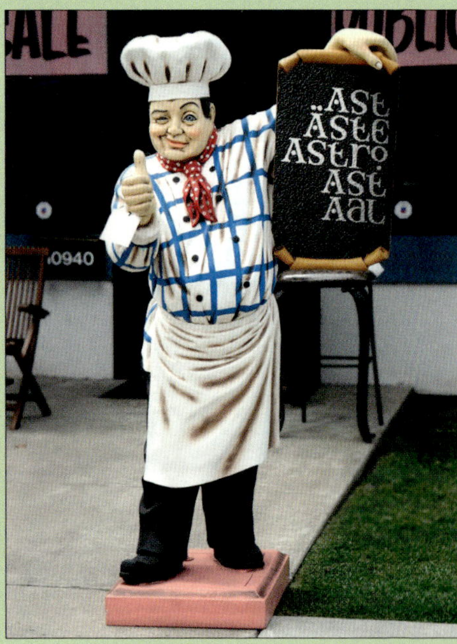

Astistoteles (375 v. Chr. – 11 n. Chr.), griech. Philosoph der Stock-Konservativen Denkschule

Worte rund ums Gemüse

Hungerast	= Lust auf Äste, Heißhunger
ich lach mir 'nen Ast	= köstlich, köstlich
astrein	= edel (abgeleitet von »Kleines Ästegericht ohne Laub«, kein Arme-Leute-Essen)
von Ast zu Ast schwingen	= sich durchschnorren
Astrid	= Die, die gut kochen kann
verästeln	= (s. a. versalzen)
Holzauge sei wachsam	= nicht zu nah über den Teller beugen
Knüppel aus dem Sack	= Zum Mitnehmen, bitte!
Äste feiern, wie sie fallen	= Herbsternte
Stock im Arsch	= schlucken ohne zu kauen

Kleine Ästekunde – die Baumschule

Gute Nachrichten für alle Hobby-Gemüsebauern: Kleine Äste können das ganze Jahr über geerntet werden. Doch Vorsicht: Noch grüne Äste verursachen Bauchschmerzen, da sie im Magen ausschlagen. Das bedeutet, sie schlagen Wurzeln. Für schnelle Abhilfe sorgt hier ein Esslöffel lebender Borkenkäfer aus dem Gartencenter. Kleine Äste enthalten entgegen der landläufigen Meinung durchaus Vitamine: 100 g zartes Lindengeäst beispielsweise entsprechen ungefähr dem Vitamingehalt von 5 kg Fisch, 2 Zitronenplantagen und der Kiwi-Jahresernte Neuseelands. Außerdem enthalten sie hohe Konzentrationen der Vitamine P, J und Ö und jede Menge Holz. Menschen, die regelmäßig Kleine Äste essen, leben nachweislich zwölf Jahre länger und verfügen darüber hinaus über eine bis zu 135 % vergrößerte Kaumuskulatur.

Als leckere Alternative zu Kleinen Ästen probieren Sie doch mal die direkten Nachfahren dieses urtümlichen Gemüses, z. B. holzigen Spargel, alte Salzstangen, leckere Essstäbchen und knackige Zahnstocher für zwischendurch.

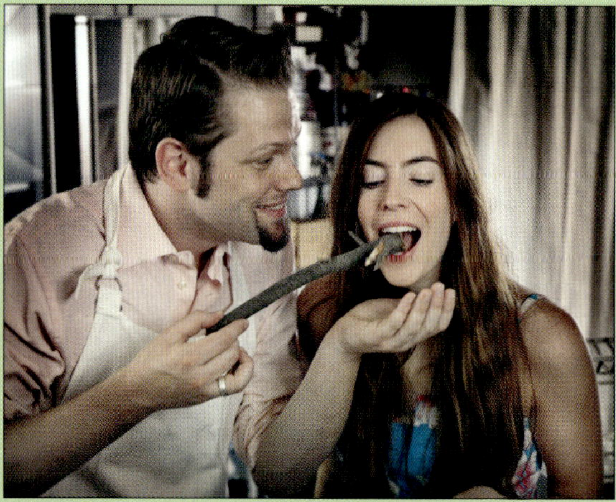

Kleine Äste machen große Feste

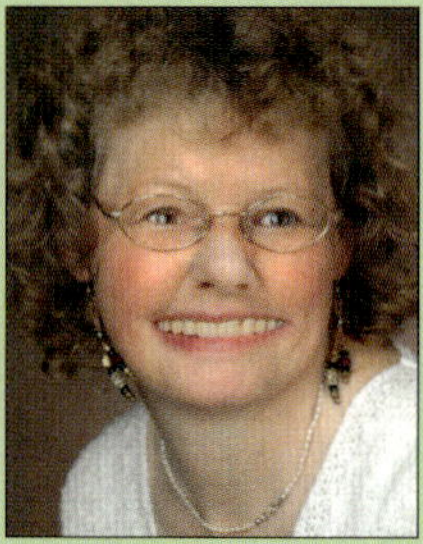

Was die Experten sagen:

Philatelistin Dr. Jeanette Rosenbaum: »Briefmarken sind aus Papier. Und dieses wird aus wertvollem Holz hergestellt. Meinen Gästen aus Politik und Gesellschaft biete ich daher gerne ein paar Marken zum Anlecken als Aperitif an.«

ACHTUNG:

Die EU-Gesundheitsminister warnen: Kinder und ältere Menschen verwechseln leider immer wieder ganz gewöhnliche Zweige mit Kleinen Ästen. Zweige sind ungenießbar und führen beim Kauen zu schwerem Zahnfleischbluten.

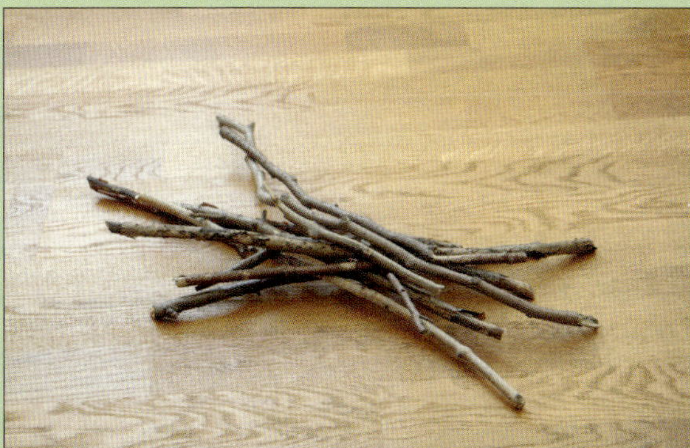

Lecker: Kleine Äste

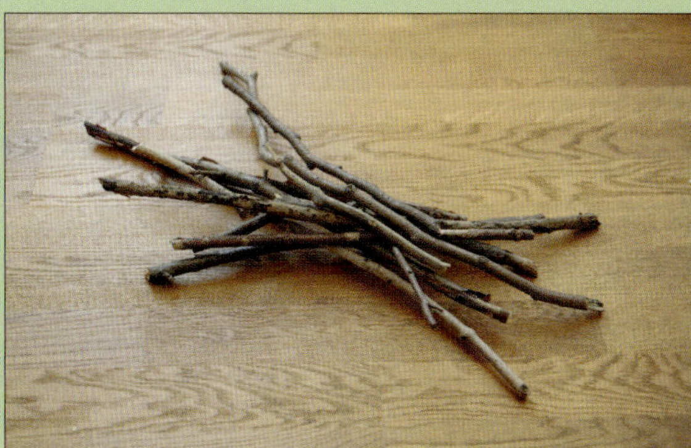

Ungenießbar: Zweige

»Das hohe Loblied der Kleinen Äste«

Joseff von Eichendorph (1787–1858)

Heissa, es ist Ästezeit
Und wo der Blick schweift weit und breit
Sieht man die Kleinen Äste sprießen
Und freche Buben sie genießen.

Herrn Graf, Frau Bürger und dem Knecht
Bekommen Äste niemals schlecht.
Feucht im Mund, im Blick Entzücken,
Äste geraspelt und in Stücken.

Das Liebespaar im Weizenfeld
zufür ein Astgericht bestellt,
denn der Äste saft'ger Schaft,
bringt dem Junker Manneskraft.

Auch ich gesteh es froh und klamm
Nag leise gern am Eichenstamm,
Und kommt dereinst Gevatter Tod,
So mach ich ihm ein Ästebrot.

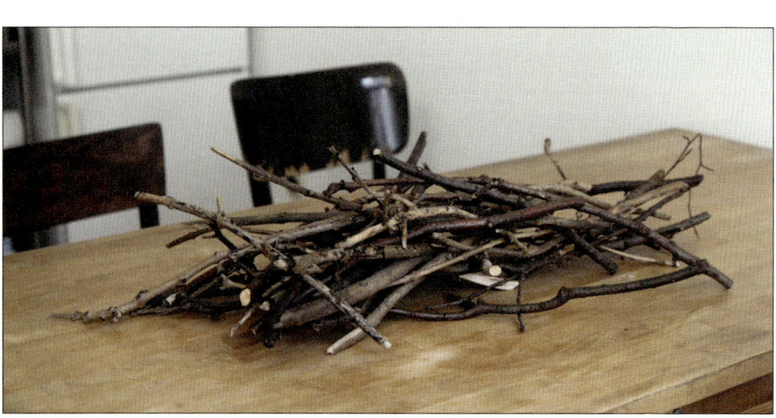

Rezepte Kochen mit Kleinen Ästen – Wildbrett und mehr!

Tolle Gerichte aus Kleinen Ästen zu zaubern, ist kinderleicht. Dafür muss niemand in einem Spitzenrestaurant teures Geld ausgeben.

Machen Sie sich Ihre Kleinen Ästen selber, schon die Zubereitung entspannt:

Wie wäre es mit einem fantasievollen Westernmenu?

Leckeres Blockhaus in der Pfanne

Schichten Sie ein Blockhaus in der Pfanne, oder wenn Sie als Kind lieber auf der Indianerseite waren, dünsten Sie:

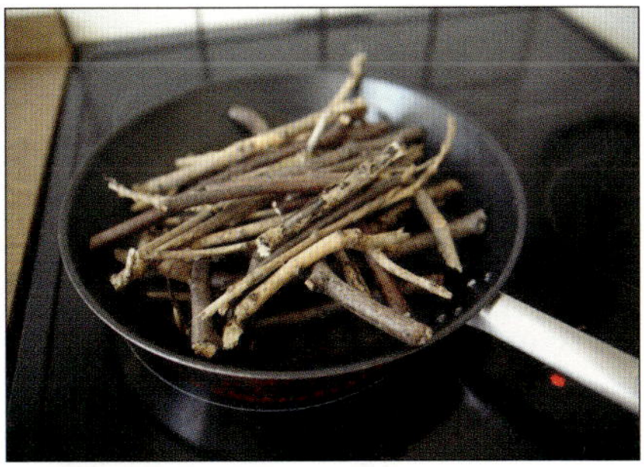

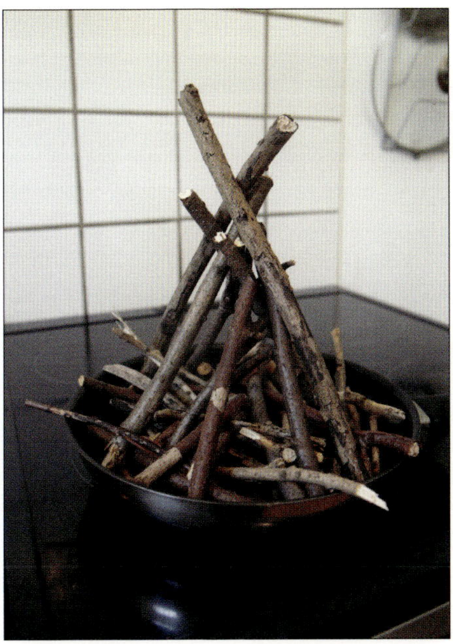

Kleine Äste in Tipi-Form

Natürlich hat man nicht immer Zeit eine eigene Ranch aufzubauen. Wenn's mal schnell gehen muss, tut es auch ein Parkett-Fertiggericht aus dem Baumarkt: Zum Beispiel leckere Tischstäbchen aus dem Tiefkühlfach.
Und lassen Sie sich nicht entmutigen, wenn der Verzehr mit Rosenschere und Laubsäge nicht gleich klappt.

Rezepte

Hier stellen wir Ihnen einige gesunde und knackige Rezepte rund um Kleine Äste vor.

Einfach mal ausprobieren, nicht nur alleine. Überraschen Sie Ihre Freunde mit liebevollen Gerichten, frei nach dem Motto: Kochen mit Harz.

Äste im Wok

Zutaten:
500 g Kleine Äste
Sojaöl
Sternanis
Kreuzkümmel

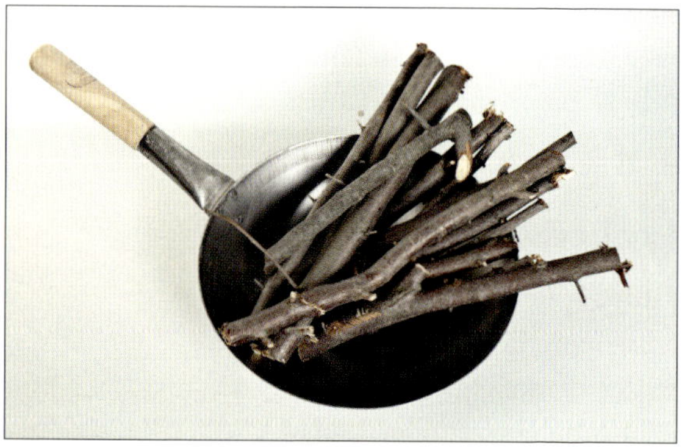

Sojaöl im Wok erhitzen, Kleine Äste kurz scharf anbraten, mit den Gewürzen abschmecken.

Rinde-Bouillon

(für 5 Liter)
Zutaten:
500 g Kleine Äste mit möglichst viel Rinde
20 l Wasser
Salz, Pfeffer

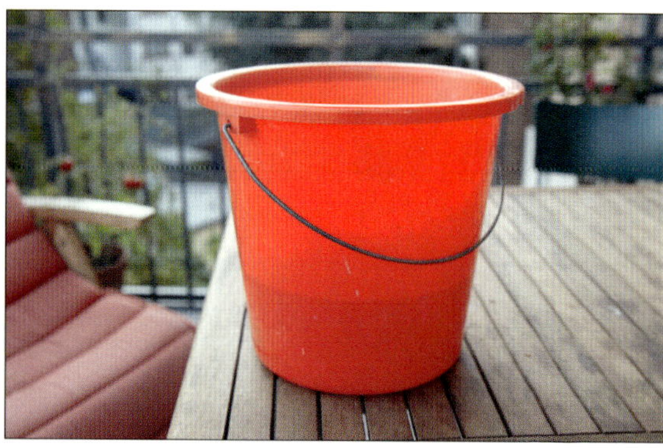

Wasser und Äste in einen Plastikeimer geben. Raus auf den Balkon stellen und das Ganze etwa fünf Jahre ziehen lassen. Danach hat sich die Rinde von den Ästen abgelöst. Letztere können je nach Geschmack drin gelassen oder rausgesiebt werden. Mit Salz und Pfeffer abschmecken.

TIPP: Sollten Sie die Bouillon für unangekündigten Besuch zubereiten wollen, so sperren Sie diesen für einige Zeit in den Keller.

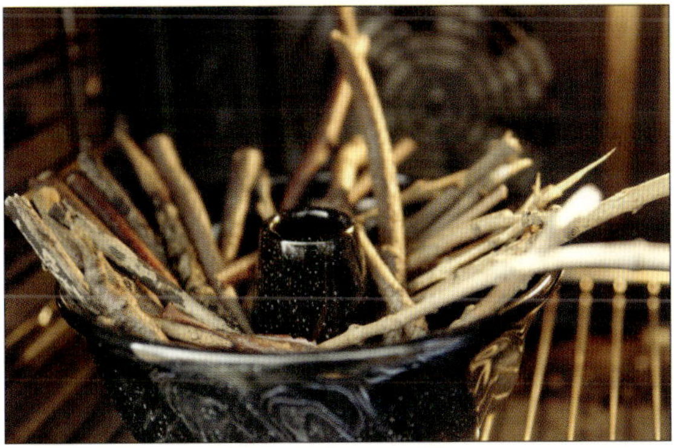

Baum-kuchen

Zutaten:
Eine Eiche
4 l Milch
3 Eier
1 Messerspitze Safran
200 g Schokolade

Heizen Sie den Backofen auf 230 Grad vor. Zupfen Sie die Eiche von Blattwerk und vor allem von Zweigen frei. Entfernen Sie den Stamm und die Wurzel und behalten Sie nur 500 g Kleine Äste. Schichten Sie diese in eine gefettete Backform. Geben Sie Milch, Eier und Safran dazu, das Ganze verquirlen Sie mit einem Rasenmäher auf mittlerer Stufe. Die Masse für 12 Minuten in den Backofen stellen. Schokolade in der Zwischenzeit verzehren.

TIPP: Wenn Sie den Kuchen etwas fester mögen, dann geben Sie vor dem Backen eine kleine Flasche Ponal in den Teig. Sie benötigen dann eine Kettensäge zum Anschneiden.

NOCH EIN TIPP: Nach dem Dessert sollten sie ihren Gästen ein kleines Stück Latte Macchiato absägen. Wir empfehlen 18 cm, ungewachst und ohne Nägel.

Auf unserer Internetseite www.kochenmitkleinenaesten.de finden Sie noch mehr leckere Rezepte, z. B. *Äste al italiano* (mit Käse überbacken), *Kleine Holzsplitter* (scharf), *Käpt'n Ahabs Kinderteller*, *Original Schwäbische Holzwürmerle* (nicht vegetarisch) und für Hochzeiten *Kalte Spanplatte*.

DER CHECK:
Fünf Fragen an mich selbst:

1. Die Gewissensfrage: Wer leidet mehr? Ein Baum, den ich vorsichtig mit einer Heckenschere coupiere oder ein lebendes Schwein, welches ich Schnauze voran in die Wurstmaschine drücke?

a) Der Baum
b) Die Heckenschere
c) Kupferdraht

2. Ich bin zu einer Stehparty eingeladen. Die Gastgeberin bietet mir knusprige Kleine Äste an. Ziehe ich freiwillig aus Höflichkeit das kürzeste Stöckchen?

a) Ja, aber nur, um den Dipp zu testen
b) Klar, das kenn ich noch aus dem Krieg
c) Nein, ich bin gerade in einer Wolfsrudeltherapie

3. Ich bin alleine, hungrig im Wald. Was esse ich?

a) Äste
b) Zweige
c) Fliegenpilze

4. Wer sang den Welterfolg: Donde äste el station central?

a) Gloria Ästefan
b) Stefan Zweig
c) Eine Schachtel Streichhölzer

5. Wer zu Äst kommt, mahlt zu Äst?

a) Ja
b) Asta la Vista
c) Aste mal'n Euro?

Denkanstoß **To Go**

Fünf Minuten Nachdenken, die Ihr Leben verändern können.

Wie wäre es mit mehr Schwung im Leben? Die Dinge aus einer anderen Perspektive sehen, den Überblick bekommen. Und nebenbei die natürliche Power des Adrenalins erleben:

BAUANLEITUNG
Body-Katapult bis 90 Kilogramm
4 Vierkanthölzer (Birke)
8 cm × 8 cm × 120 cm
1 Telegraphenmast
1 haltbare Schneeschaufel
1 MFC-Verbundspanplatte
120 cm × 60 cm × 2 cm
Monroe-Doppelgasdruck-
Stoßdämpfer
1 Wagenheber
40 m Seil
Leim
Nägel
Farbe (nach Wunsch)
Nach Zeichnung zusammenbauen.

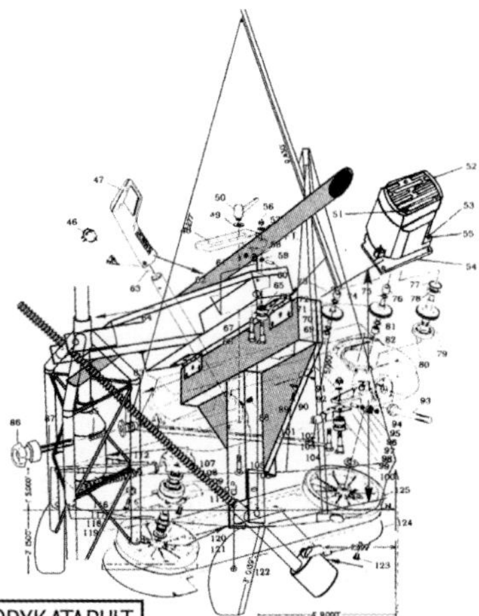

BODYKATAPULT

TIPPS ZUR ERSTEN ANWENDUNG:
Stellen Sie sicher, dass sich vor Ihrem Katapult kein Baum, keine Mauer oder sogar ein Hochhaus befindet. Niemals in der Nähe von Altglasdeponien und Überlandleitungen katapultieren. Vergessen Sie nie Ihre Landematratze. Katapultieren über Fußballstadien ist gebührenpflichtig.

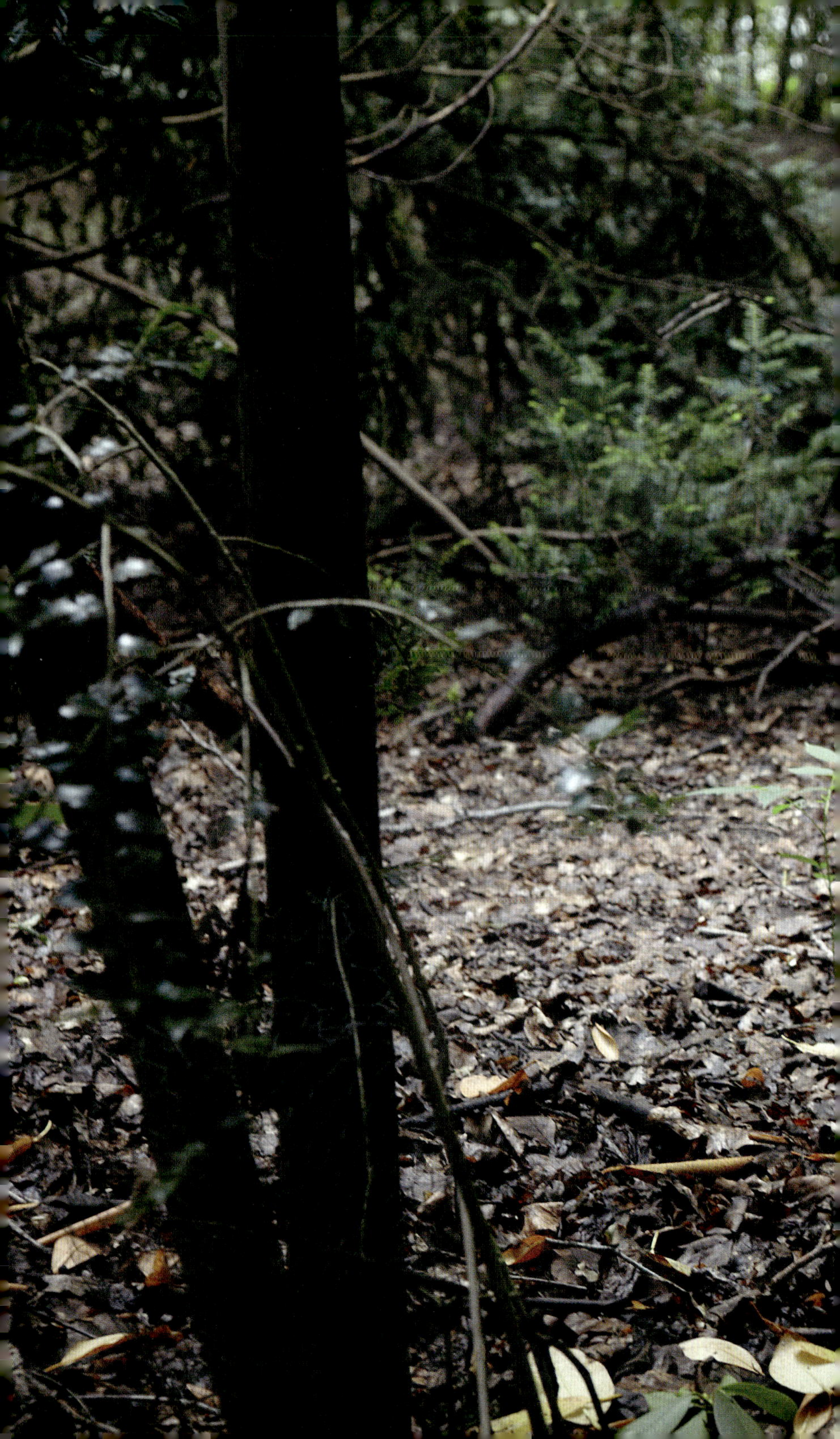

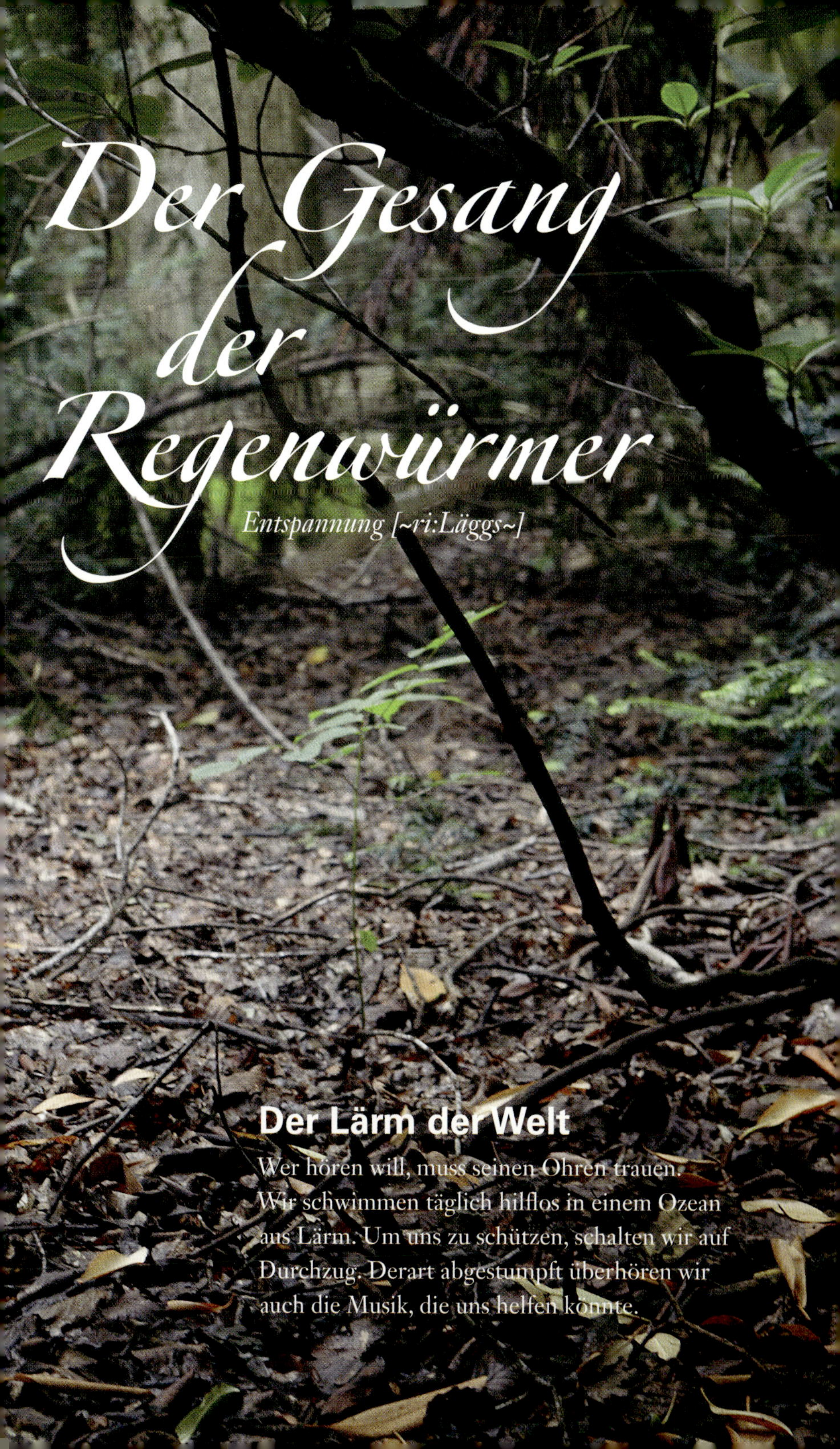

Der Gesang der Regenwürmer

Entspannung [~ri:Läggs~]

Der Lärm der Welt

Wer hören will, muss seinen Ohren trauen. Wir schwimmen täglich hilflos in einem Ozean aus Lärm. Um uns zu schützen, schalten wir auf Durchzug. Derart abgestumpft überhören wir auch die Musik, die uns helfen könnte.

Tröstende Töne

Musik ist eine Gabe Gottes. Sie kann helfen, Kraft geben, sie kann uns erregen und sie kann unglaublich scheiße sein. Doch die schönste Musik für Leib und Seele stammt nicht von Mozart oder Pink Floyd – sie stammt nicht mal von Menschenhand. Hervorgebracht wird sie von Kreaturen, die wir unachtsamen Menschen oft übersehen – außer beim Angeln.

Der Gesang der Regenwürmer

Überirdisch untererdig

Die meisten Menschen wissen: Der Gesang der Regenwürmer hat eine außergewöhnliche Wirkung auf uns. Beruhigend (Yin) und anregend (Yang) zugleich, versetzen uns ihre mysteriösen Stimmen in eine sanfte, schwerelose Welt. Die Kraft der Gesänge ist überwältigend. In vielen Internetforen wird beschrieben, wie Ersthörer hemmungslos in Tränen ausbrechen. Hochleistungssportler steigern ihre Trainings-Effizienz um fast zwei Meter. Selbst Top-Manager nutzen die Gratisenergie der Gesänge auf ihrem Weg nach oben – vor allem im Aufzug.

In den 70er Jahren waren es die Hippies, die die alten Scheiben mit Regenwurmgesängen aus den Plattenarchiven hervorkramten. Spätestens seit der *Nouvelle-Worm-Welle* in den 80ern gehören Aufnahmen dieses Naturphänomens zur Basisausstattung von Wellnesstempeln, Motivationsseminaren und Zahnarztpraxen, die ohne Anästhesie bohren.

Die Würmer werden ausgegraben

Schon der bekannte Evolutionstheoretiker Charles Darwin beschäftigt sich in seiner Jugend mit Regenwürmern. Nach frühen Obduktionen einzelner Tiere mit Kinderschaufel und Brennglas, veröffentlicht er das Buch *Die Bildung der Ackererde durch die Tätigkeit der Würmer* (mit 15 Holzschnitten). Zwar macht er weitergehende Untersuchungen und beginnt, Regenwürmern Musik auf der Flöte vorzuspielen, wendet sich aber von dem Thema mit der Begründung ab, Regenwürmer seien taub.
Weit gefehlt, Herr Darwin, aber Sie waren ganz nahe dran.

Besser als Darwin macht es der italienische Geistliche Fratello Tonnato di San Pellegrino (1799–1891). Er erkennt die außergewöhnlichen Fähigkeiten der Würmer und beschreibt in seiner Schrift *Kantii di Lumbrici Terrestri* erstmals das Phänomen singender Regenwürmer.

Leider suchte er später darüber hinaus nach potentiellen Gesängen bei Holzwürmern. Dieser Forschungszweig blieb selbstverständlich fruchtlos und seine ehemals wohlhabende Familie verlor ihre gesamten Immobilien.

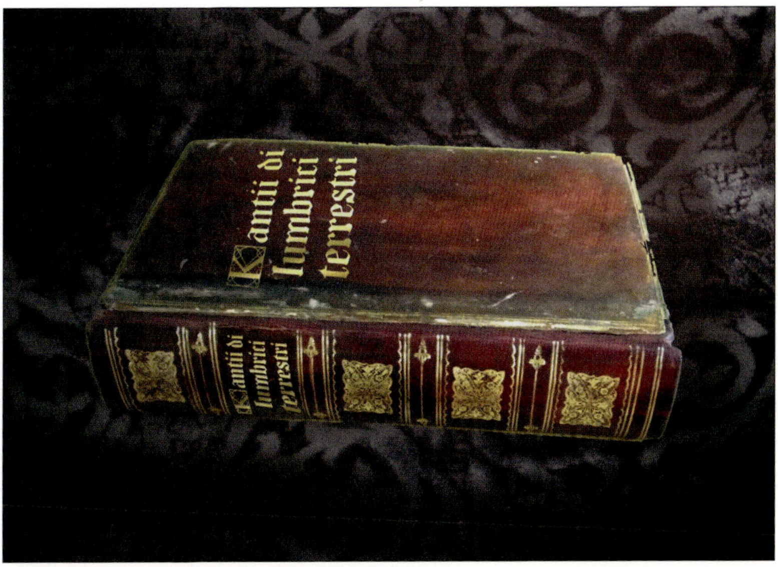

Originalausgabe der *Kantii di Lumbrici Terrestri*

Tonnato geht in seinem Buch bereits auf die drei drängendsten Fragen im Zusammenhang mit der geheimnisvollen Welt der kleinen Ringeltenöre ein:

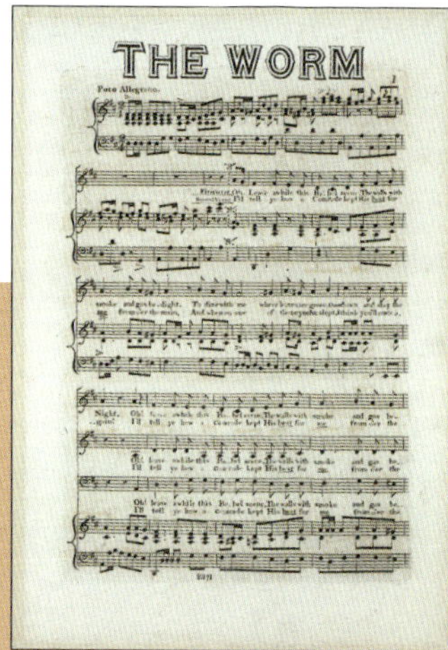

»Hymne to the Worm« von dem englischen Bettelmönch und Komponisten Bernard of Worms.

Wann singen die Würmer?

Immer wenn Regen fällt, kommen die Regenwürmer aus der Erde, um zu singen. Der Geistliche widerlegte damit die landläufige Meinung, die Würmer wollten dadurch das Ertrinken im Erdreich verhindern.

Sich leise windend erzeugen sie wunderschöne Töne, die sich zu einem Chor mischen und sich abheben vom tristen Grau der Wolken – einem Regenbogen gleich. Ja, wir könnten sie mit bloßen Ohren hören, wenn der Regen nicht so laut wäre.

Warum singen die Würmer?

Hierzu existieren drei gängige Theorien. Tonnato legt sich auf keine fest.

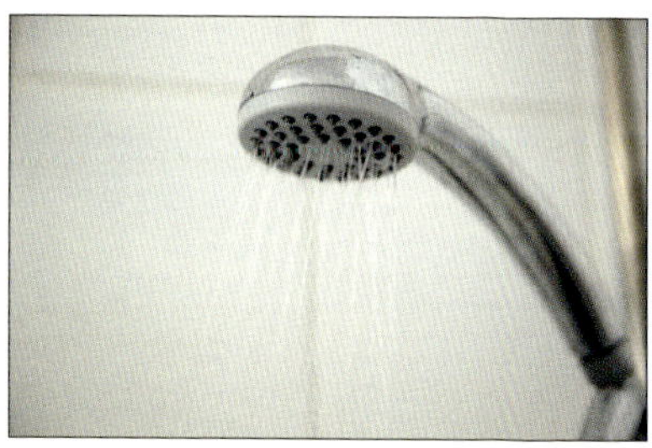

a) Es ist ein angeborener Reflex und handelt sich um den gleichen Impuls, den Menschen kennen, wenn sie unter der Dusche singen.
b) Es handelt sich um die Aussendung ultraschallähnlicher Echowellen. Hiermit bestimmt der Regenwurm die Bohrfestigkeit der unter ihm liegenden Erdschichten. Dies dient den Tieren zur Orientierung auf der faszinierenden Wanderschaft über mehrere tausend Kilometer zu ihren Brutplätzen in Litauen.
c) Sie beschweren sich über das Scheißwetter.

Wie klingen die Würmer?

Die Stimmen der Würmer klingen wie ein warmes Fiepsen mit erstaunlich vollmundiger Vokallautung ohne harmonische Bindung in den Mitteltonbereichen.

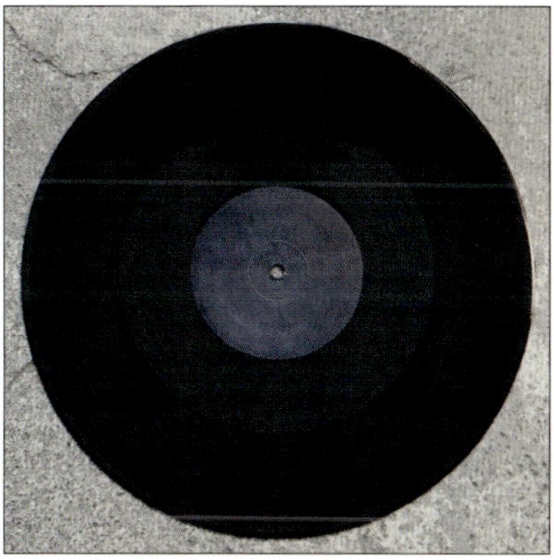

Einer der vielen misslungenen Aufnahmeversuche den Regenwurmgesang auf Vinyl zu pressen.

Die Aufnahme des Wurmgesangs stellt Toningenieure immer wieder vor komplizierteste technische Anforderungen. Denn die Gesänge der Regenwürmer sind so extrem leise, dass sie aus dem scheppernden Klatschen der Regentropfen kaum herausgefiltert werden können. Leider lassen lieblose und technisch minderwertige Aufnahmen immer wieder Stimmen laut werden, man könne die Melodien eh nicht hören. Doch diese gedankenlosen Ignoranten können eine Frage nicht beantworten: »Warum singen die Regenwürmer dann?«

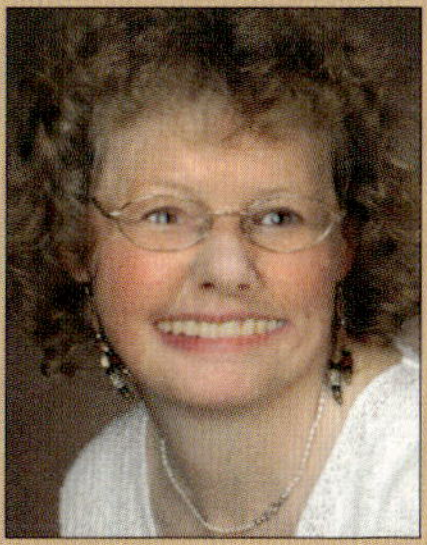

Was die Experten sagen:

Philatelistin Dr. Jeanette Rosenbaum: »Wussten Sie, dass das litauische Postministerium eine wunderschöne Regenwurm-Briefmarke zu 1,45 Litas herausgegeben hat? Das Problem ist nur, dass sie immer wieder aus meinem Album herauskriecht.«

Schon der Forschungsvater des Wurmchorals, Fratello Tonnato di San Pellegrino, unternimmt 1856 Versuche, die Hörbarkeit der Gesänge zu verbessern. Doch schlagen seine Experimente, bei denen er sich eine Dose mit Regenwürmern ans Ohr bindet, fehl. Denn auch bei dieser Methode muss Regen simuliert werden, der wiederum den zarten Gesang der Tiere übertönt. Außerdem gelangen mehrere Regenwürmer über die Dose in Tonnatos Gehörgänge, wo sie bis an sein Lebensende bleiben. Man spricht daher auch vom »Ohrwurm«.

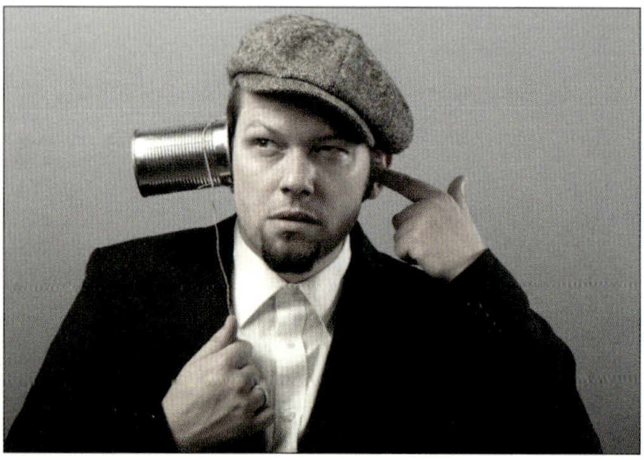

Das berühmte »Dose-am Ohr Experiment« von di San Pellegrino (Nachstellung)

Empfehlenswerte Platten mit Regenwurmgesängen:

Meditative Wurmgesänge – Wurm und Wendelin

Riders on the Worm – Die andalusischen Regenwürmer von Malaga

I'm singin' in the rain – Das Wurmsical

Ringel, Ringel, Reihe – Kinderwurmgesänge aus Litauen

Wurm schlägt Läufer – Legales Doping für Spitzenathleten

Litauen, meine Erde/Kuschelwurm 7 – Wurmgesänge für Verliebte

Die 7 Weltwürmer – Luciano Pavarotti live in den Caracalla-Thermen mit Würmern aus sieben Ländern.

Weitere Angebote finden Sie unter www.regenwurmgesang.de

DER CHECK:
Fünf Fragen an mich selbst:

1. Was tue ich, wenn ich abgespannt und gestresst bin?
a) Ich lege eine Platte mit Wurmgesängen auf
b) Ich lege die Platte einer knüppelnden Heavy-Metal-Combo auf
c) Ich sage meiner Mutter, dass sie nervt, und lege auf

2. Bekomme ich einen Regenwurm in voller Länge auf eine CD?
a) Den Wurm pressen
b) Den Wurm fragen
c) Ja, aber nur einen Drehwurm

3. Warum sollte ich vorsichtig sein bei »Litauischen Fleischnudeln«?
a) Ja
b) Nein
c) Beten

4. Was für eine Flöte spielte Charles Darwin?
a) Eine aus Galapagosschildkröte
b) Eine Pink Flöte
c) Einen Flötkolben

5. Ihre Mutter hat Ihre Handynummer rausbekommen. Was nun?
a) Ich lege eine Platte mit Wurmgesängen auf
b) Ich lege die Platte einer knüppelnden Heavy-Metal-Combo auf.
c) Ich biete ihr litauische Fleischnudeln an

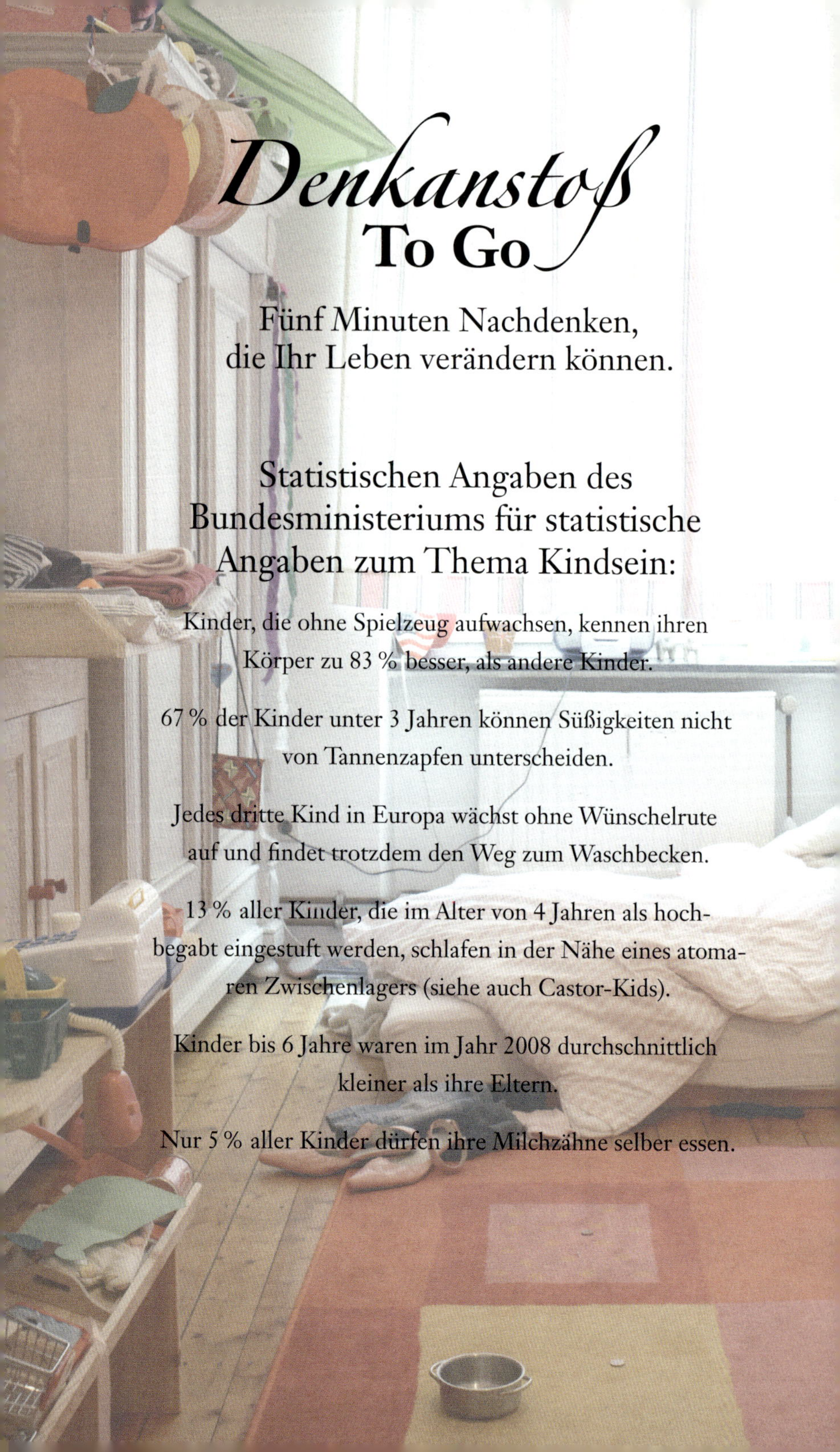

Denkanstoß To Go

Fünf Minuten Nachdenken,
die Ihr Leben verändern können.

Statistischen Angaben des Bundesministeriums für statistische Angaben zum Thema Kindsein:

Kinder, die ohne Spielzeug aufwachsen, kennen ihren Körper zu 83 % besser, als andere Kinder.

67 % der Kinder unter 3 Jahren können Süßigkeiten nicht von Tannenzapfen unterscheiden.

Jedes dritte Kind in Europa wächst ohne Wünschelrute auf und findet trotzdem den Weg zum Waschbecken.

13 % aller Kinder, die im Alter von 4 Jahren als hochbegabt eingestuft werden, schlafen in der Nähe eines atomaren Zwischenlagers (siehe auch Castor-Kids).

Kinder bis 6 Jahre waren im Jahr 2008 durchschnittlich kleiner als ihre Eltern.

Nur 5 % aller Kinder dürfen ihre Milchzähne selber essen.

Direkt-Losleg-Seite

Die dunkle Seite

Lernen Sie Ihre dunkle Seite kennen.
An der gestrichelten Linie heraustrennen
und auf die Augen legen.

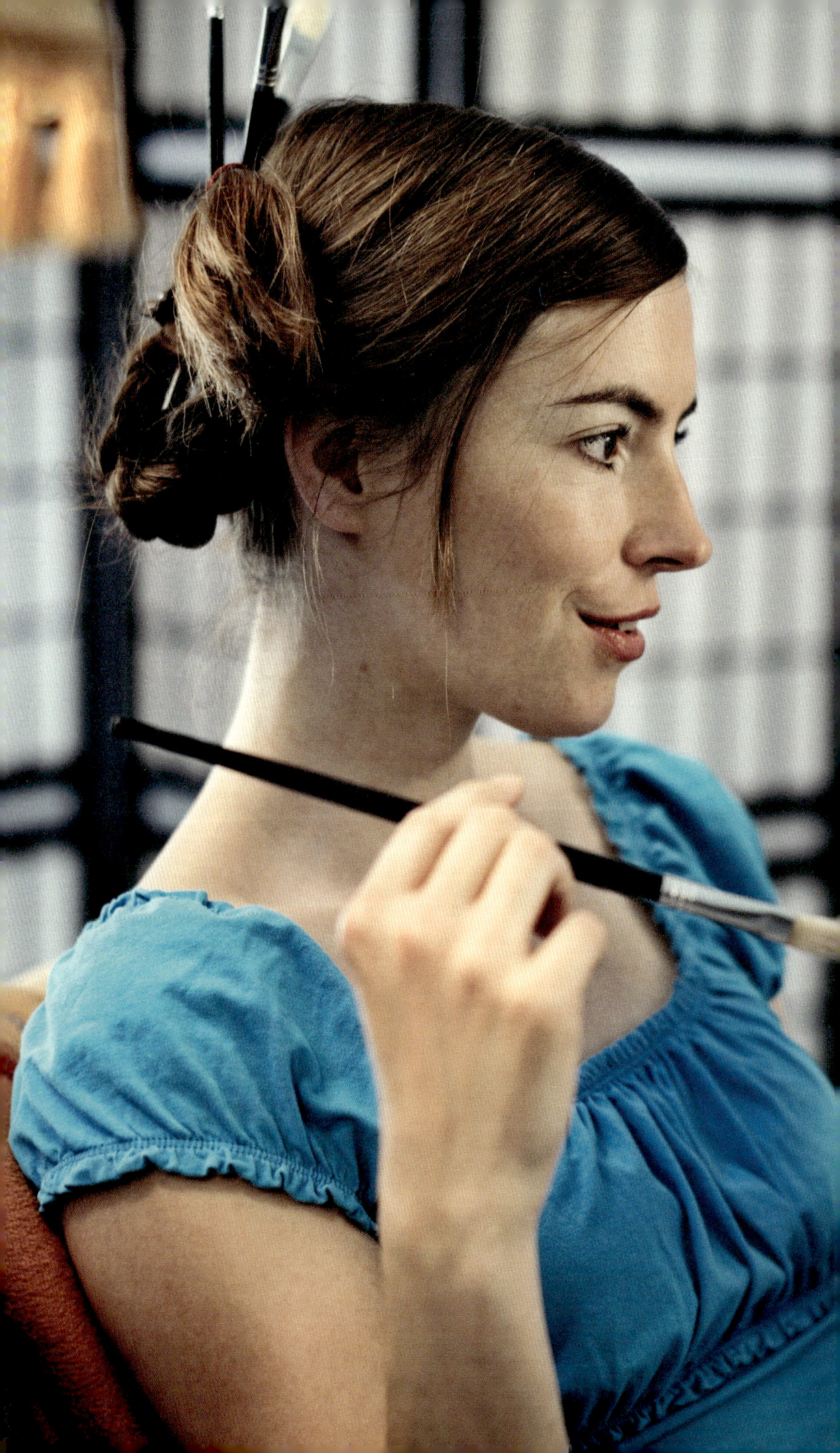

Male dein Mantra

Einklang [~hamoneist~]

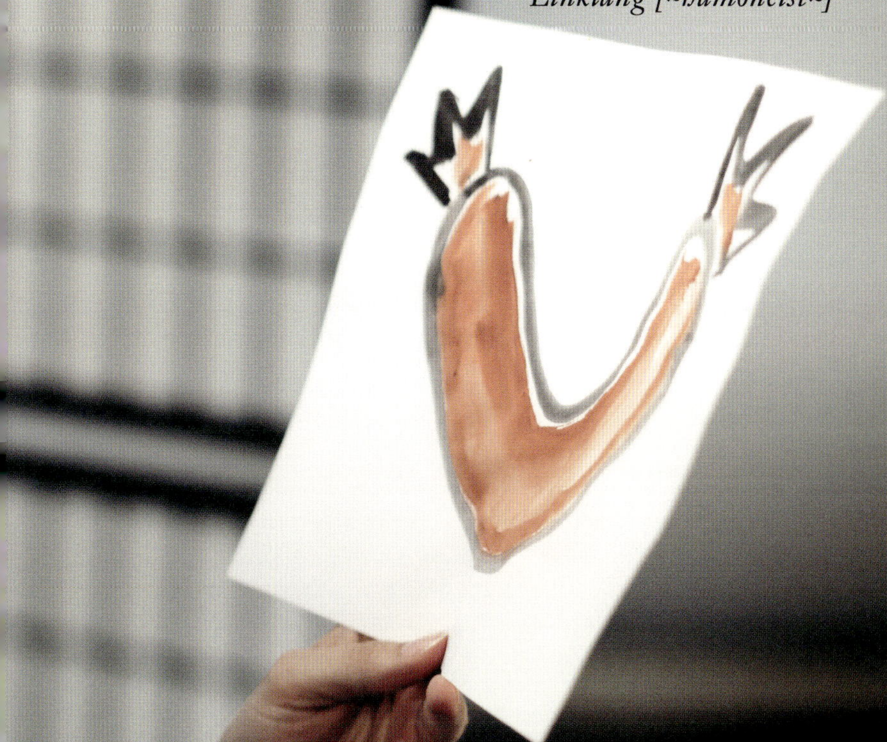

Horch, was kommt von Innen raus?

Die Harmonie der Symphonie unseres Körpers hören, alle sieben Sinne im Einklang, die innere Stimme vernehmen. Was für ein wunderschönes Bild. Doch sind wir in der Lage, dieses Bild zu malen?

Schau, wen haben wir denn da?

Wir Menschen sind immer auf der Suche nach unserer inneren Stimme. Manchmal wird uns die Suche aber zu anstrengend, dann würden wir gerne mal etwas finden.

Wie kann ich mir meine innere Stimme vor Augen führen?

Dafür brauchen Sie keinen Psychiater, dafür brauchen Sie ein Blatt Papier.

Malen Sie Ihr Mantra

Mit dem Filzstift zur inneren Stimme

Johanna von Orleans (1412–1431) sagte einmal: »Ich kann mich nicht konzentrieren, wenn ihr alle durcheinander redet.« Hatte sie Recht? Fragen Sie sich selbst: Ist es Zufall, dass in fast allen Kulturen dieser Erde Menschen ihrem Bauchgefühl vertrauen? Auf ihr Gewissen hören, ein stilles Gebet verrichten? Wer ist der Mann im Ohr?

Joda-Meister haben für all diese Begriffe nur einen Namen: *Mantra*.

Mantra – was ist das?

Wörtlich aus dem Sanskrit übersetzt bedeutet Mantra Instrument des Denkens, Rede.

Seit Jahrtausenden werden darunter heilige Gebetsformeln verstanden, die die erhabenen Gurus ihren suchenden Novizen bei der Einweisung helfend mit auf den Weg geben. Das ist natürlich Quatsch.

Ihr Mantra kann Ihnen kein barfüßiger, bärtiger Penner mit weißer Kittelschürze und schmutziger Fantasie geben. Nein, Ihr Mantra muss *Sie* finden! Der überzeugte Joda-Anhänger Mick Jagger sagte einmal: »Ein Mantra ist wie ein uneheliches Kind – eines Tages klopft es einfach an deine Haustür.«

Mantra – woher nehmen und nicht stehlen?

Wie können wir es unserem Mantra erleichtern, mit uns zu reden? Wir verdanken dem berühmten französischen Sousrealisten Jean Jacques Ayaliqueur (siehe Kasten) eine einzigartige Methode, unsere innere Stimme sichtbar zu machen: das Automatische Malen. Für das Automatische Malen braucht man ein leeres Blatt Papier und einen leeren Geist.

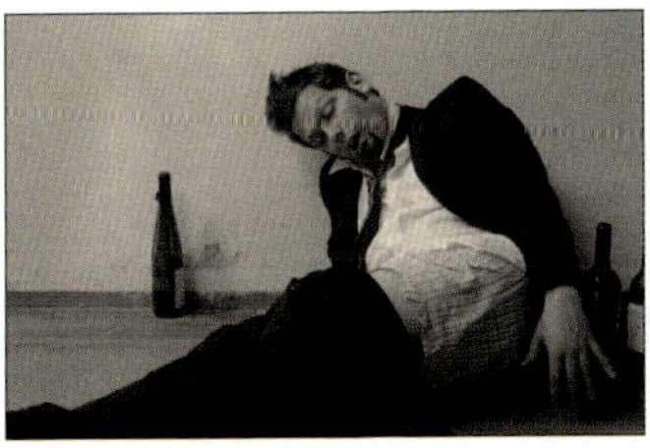

Jean Jacques Ayaliqueur

Jean Jacques Ayaliqueur (1887–1941) schloss sich früh der Gruppe um André Breton, dem großen surrealistischen Theoretiker, an und entwickelte mit ihm zusammen das *Automatische Schreiben* und die *Automatische Autowäsche*. Für ersteres benötigt der Künstler ein leeres Blatt Papier und einen leeren Geist; für letzteres einen Schwamm und drei Chinesen. Nach einem Streit im Bistro *Le cocteau est mort* überwarf sich Ayaliqueur mit Breton und begründete daraufhin als Gegenentwurf zum Surrealismus den *Sousrealismus*, dem sich leider niemand anschloss. Verbittert und verarmt starb er nach einer Schlägerei mit drei Chinesen, denen er Geld für ihre Autowäsche verweigerte.

Praktische Anleitung zum Automatischen Mantramalen (AuMaMa)

Setzen Sie sich in eine bequeme Position, leeren Sie Ihren Geist. Nehmen Sie einen bunten Filzer, klemmen Sie ihn zwischen den dicken Zeh und den Zeigezeh und malen Sie.

Denken Sie daran: Hände werden immer wieder beim Falschspielen erwischt – Füße nie. Unsere trainierten Hände sind niemals ganz unbewusst. Damit das Mantra unverfälscht aus uns hervorbrechen kann, ist es von größter Wichtigkeit, dass wir nur mit unbewussten Körperteilen malen. Dazu gehören nach Ayaliqueur außer den Füßen auch die Nase, das Ohrläppchen und verständlicherweise der Blinddarm.

TIPP: Natürlich müssen wir auch sicher gehen, dass unser Geist vollkommen leer ist. Anfänger erreichen dies am besten durch fünf Tetrapacks Vin de Pays.

Mantra – was will es mir sagen?

Um Ihnen bei der Deutung Ihres Mantras zu helfen, zeigen wir Ihnen hier ein paar automatische Fußbilder. Für die Interpretationen konnten wir Prof. Ruud Anderlecht vom *Internationalen Joda-Zentrum Kerkrade* in Rotterdam gewinnen.

Abbildung 1

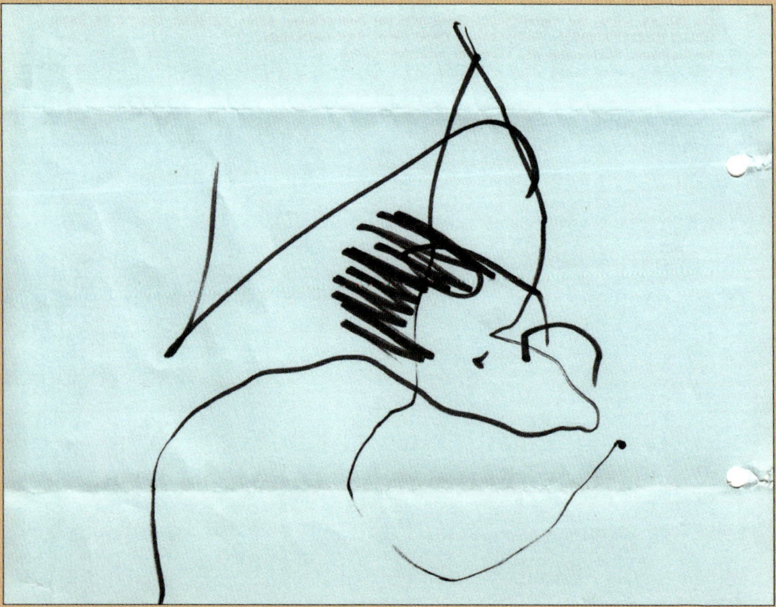

Ihr Mantra will Ihnen sagen: Zeigen Sie sich ehrlich und respektvoll gegenüber dem Leben, Ihrer Blase und den Nieren. Tragen Sie Jacken, die über den Po reichen.

Abbildung 2

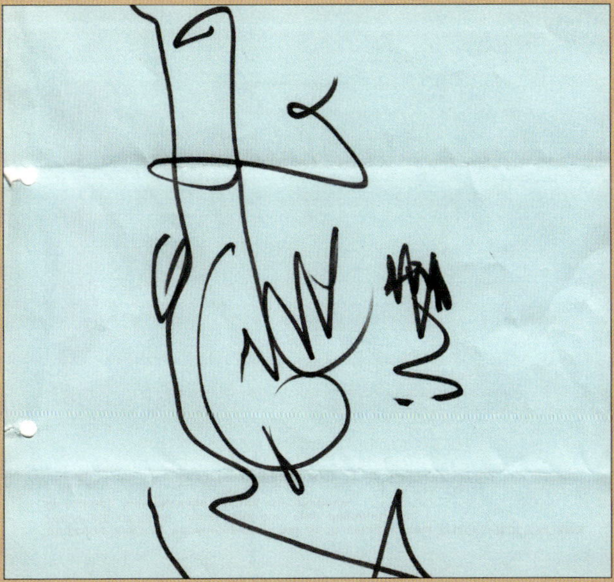

Ihr Mantra will Ihnen sagen: Ehren Sie den Atem des Lebens und das Mundwasser, denn Sie riechen aus dem Mund wie ein 80-jähriger Swami mit einem Nicht-Waschen-Gelübde.

Abbildung 3

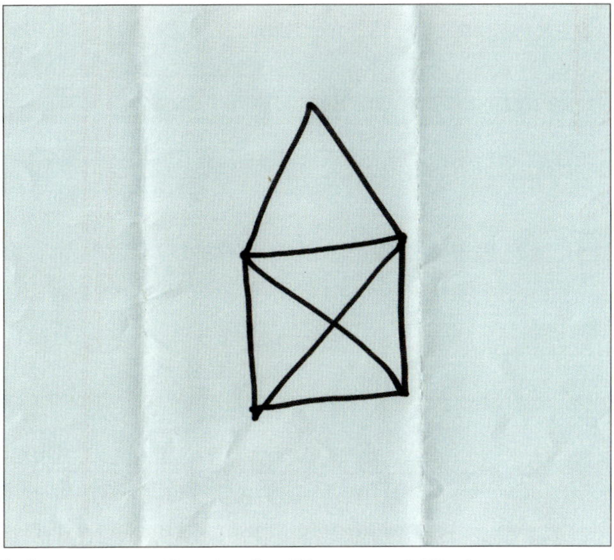

Ihr Mantra will Ihnen sagen: Das ist das Haus vom Nikolaus.

Abbildung 4

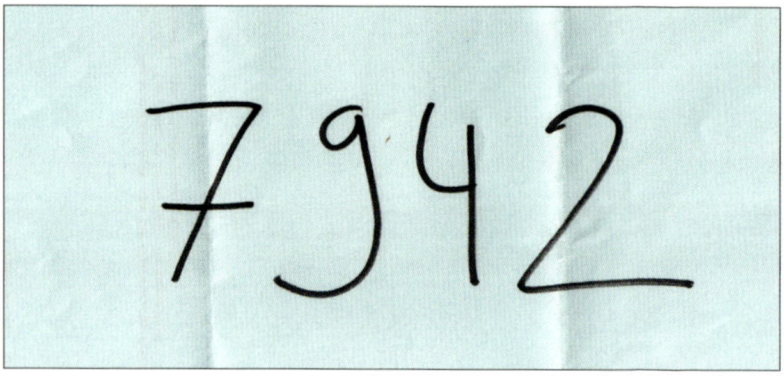

Ihr Mantra will Ihnen sagen: Bewahren Sie Ihre PIN immer getrennt von Ihrer Kreditkarte auf.

Abbildung 5

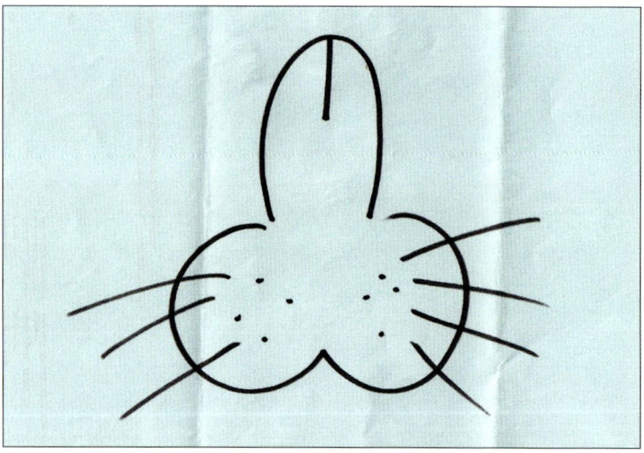

Ihr Mantra will Ihnen sagen: Das ist ein Hase.

Abbildung 6

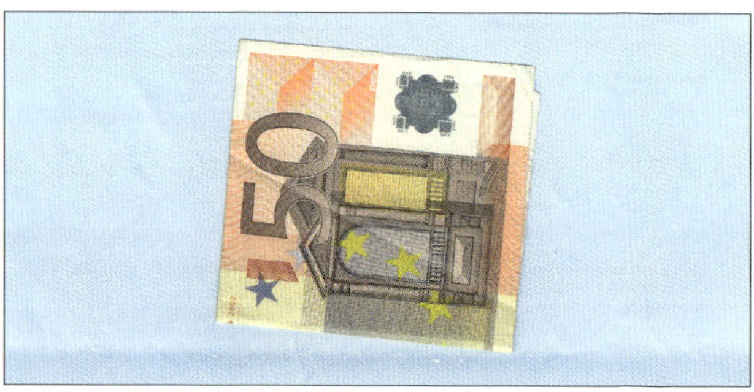

Ihr Mantra will Ihnen sagen: Verfeinern Sie Ihre Technik und kaufen Sie sich ein Haus in Brasilien*

*) Brasilien hat kein Auslieferungsabkommen mit Deutschland.

Abbildung 7

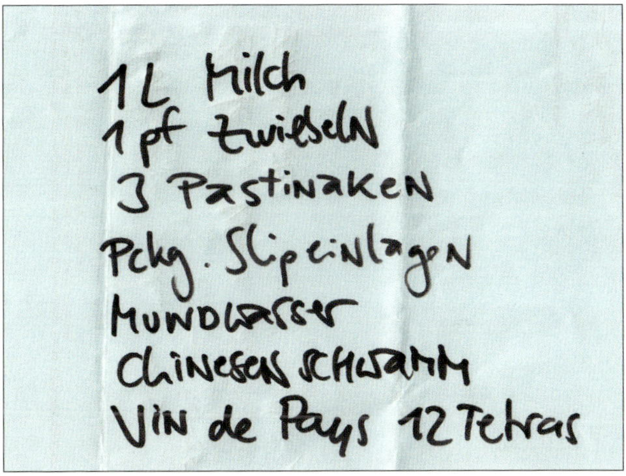
1 L Milch
1 pf Zwiebeln
3 Pastinaken
Pckg. Slipeinlagen
Mundwasser
Chinesenschwamm
Vin de Pays 12 Tetras

Ihr Mantra will Ihnen sagen: 1 L Milch, 1 pf Zwiebeln, 3 Pastinaken, Pckg. Slipeinlagen, Mundwasser, Chinesenschwamm, Vin de Pays 12 Tetras

Abbildung 8

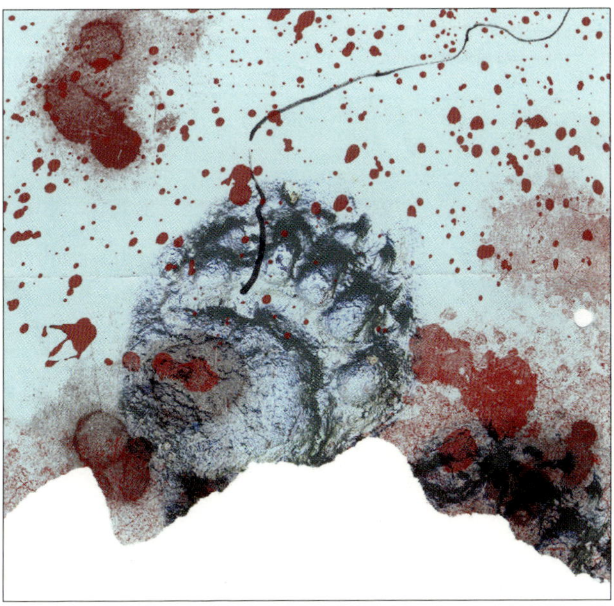

Ihr Mantra will Ihnen sagen: Gute Besserung – aber malen Sie nie wieder im Eisbärengehege.

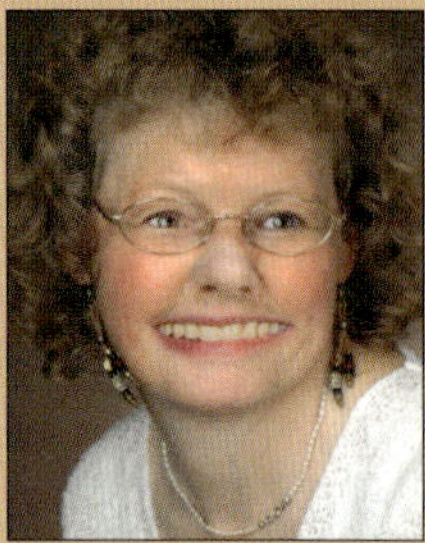

Was die Experten sagen:

Philatelistin Dr. Jeanette Rosenbaum: »AuMaMa hat mir wahnsinnig geholfen. Mit geleertem Geist malte ich immer wieder die 400-Zloty-Jim-Knopf-Sondermarke der ungarischen Post. Seit ich sie erworben habe, lebe ich wieder im Einklang mit meinen Osteuropa-Alben.«

Mantramalen für Anfänger:

Wenn Sie sich gehemmt fühlen, weil der Wein keine Wirkung zeigt, gibt es Hilfe. Zum einen sollten Sie die Anonymen Alkoholiker besuchen und zum anderen offeriert die Firma Mantratzen-Discount-Suhl industriell vorgefertigte Mantra-Schablonen. Verbinden Sie einfach die Zahlen und Buchstaben in aufsteigender Reihenfolge.

Leserbriefe:

Peer Olquvist, Kriegsveteran, Kopenhagen: »... möchte ich mich dennoch bei ihnen bedanken. Zwar konnte ich selbst nach 12 Jahren mein Mantra nicht auf Papier bringen, doch durch das ständige Üben bin ich mittlerweile einer der gefragtesten Fußmaler Skandinaviens.«

Ashley Walker, Kanuverleiherin, Melbourne: »... habe ich meine innere Stimme gefunden. Wir harmonieren prima. Erst vor einer Woche haben wir in der Tiki-Karaoke-Night mit When the rain begins to fall den zweiten Platz belegt.«

Jean Baptiste de Grand Cru, Weintetrapackhändler: »Merci, merci, merci beaucoup, mille fois merci ...«

Auf den folgenden Seiten haben Sie die Möglichkeit, Ihr eigenes Mantra zu malen.

DER CHECK:
Fünf Fragen an mich selbst:

1. Wie bringe ich mein Mantra zum Sprechen?

a) Ich gebe ihm meine Handynummer
b) Ich halte ihm meine 45er zwischen die Augen
c) Mit AuMaMa

2. Wenn ich ein 80-Jahre-Nicht-Waschen-Gelübde abgelegt habe, wie entkomme ich dann drei Chinesen mit einem Schwamm?

a) Achsel heben
b) Ausatmen
c) Ich verstecke mich hinter einem Swami mit 100-Jahren-Nicht-Waschen-Gelübde

3. Wer brachte den Film »Mantra, Mantra« auf die Leinwand?

a) Malen Dietrich
b) Malen Brando
c) Brad Pinsel

4. Kann man zwei Fliegen mit einer Klappe schlagen und Mantras auf ausgeblasene Eier malen?

a) Man schlägt keine Fliegen
b) Klappe
c) Warum wurden die Eier überhaupt angezündet?

5. Warum wurden die Beispielmantras auf blauem Papier gemalt?

a) Das liegt an den 5 Tetrapack Vin de Pays
b) Weil es »der Papier« heißt
c) Weil in Stein meißeln zu lange gedauert hätte

Denkanstoß To Go

Fünf Minuten Nachdenken,
die Ihr Leben verändern können.

Was ist mein Körper wert?

Bei der Unfallversicherung:

Auge	240.000 €
Bein	300.000 €
Zehen (Stk.)	500 €
Penis	0 €

Im freien Handel:

Niere	8.000 $
Herz	100.000 $
Blinddarm	0,30 $
Fuß (je nach Farbe und Größe)	20 – 6.700 $

In Doreens Nacktbar:

Hand	50 €
Mund	100 €
Komplett	200 €
Fotos (kompromittierend)	30.000 € (jährlich)

Direkt-Losleg-Seite

Die Schlemmerseite

An der gestrichelten Linie
heraustrennen und mit Guacamole
in den Mixer geben.
Frisch genießen. Eine Seite enthält
wertvolle Ballaststoffe.

Positive Talking

Die Macht des Wortes
[~meigro ßoffd wööd~]

Der Urlaut

Am Anfang war das Wort. Noch vor Licht, Erde, Mensch und Handstaubsauger. Warum fällt es uns so schwer zu glauben, dass das Wort uns glücklich machen kann?

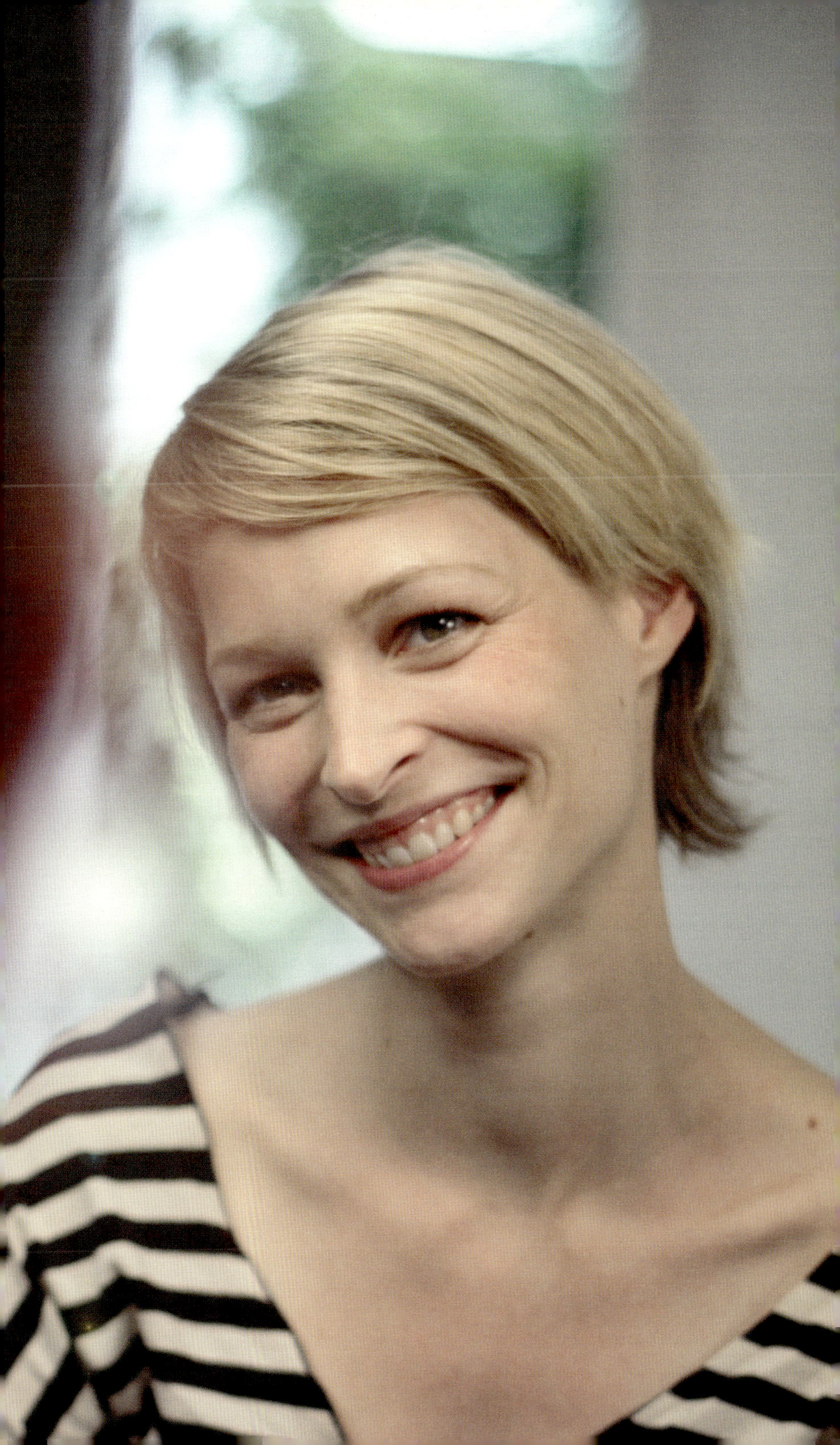

Den Sprachkurs ändern

Der berühmte amerikanische Filmkomiker Charlie Chaplin hat einmal gesagt: »Die einfachste Art glücklich zu sein ist, so lange die Luft anzuhalten, bis man glücklich ist!« Viele Menschen denken dabei spontan an *Positive Thinking*. Ein grundlegender Fehler – denn was hat Denken je Großes hervorgebracht, außer vielleicht der Relativitätstheorie? Gehen Sie einen Schritt weiter, werden Sie aktiv: Reden ist Silber – Richtig reden ist Gold.

Positive Talking

Ein Leben ohne »Nein«

Das Sprachlabor Brunsbüttel hat in einem groß angelegten Vergleichstest herausgefunden, dass wir das Wort »Nein« ungefähr viermal häufiger verwenden als »Ja«. Also nur einmal mehr als das Wort »weiß« und 1037-mal häufiger als das Verb »knarzen«.

Ein dramatisches Familienereignis (*siehe Kasten*) veranlasste den beurlaubten Waldorfschullehrer Paul Witzlawick in den frühen 80er

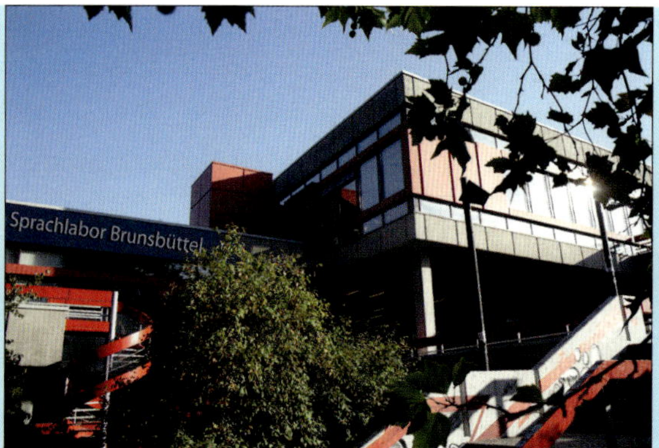

Ein Gebäude mit durch und durch positiver Ausstrahlung: Das Sprachlabor Brunsbüttel – Weltzentrum des »Positive Talking«

Jahren, eine Methode zum Ausschluss negativer Begriffe aus der deutschen Sprache zu entwickeln. Mit bestechender Logik folgerte Witzlawick nach dieser Erfahrung, dass eine negative Rede negative Auswirkungen hat.

Die Geschichte von Else

(Paul Witzlawick, aufgezeichnet beim »10. Positive-Talking-Salon«, Genf 1994)

Meine Schwägerin Else kam zwei Tage vor ihrem 54. Geburtstag vom Friseur nach Hause und war mit ihrem Schnitt höchst unzufrieden. Ich erinnere mich noch wie heute, dass sie sagte: »Zu diesem Friseur gehe ich nie wieder!« Keine sieben Jahre später wurde Else beim nächtlichen Überqueren der A4 in Höhe Bergneustadt von einem LKW erfasst. Wie ich kurz darauf erfuhr, hatte der Lastwagen Feldsalat, mundartlich auch als Rapunzel bezeichnet, geladen. Blankes Entsetzen packte mich, als ich erkannte, dass Else ihr Schicksal selbst heraufbeschworen hatte. Denn woran denken wir sofort bei Friseur und Rapunzel? An Haare!

Die A4, wahrscheinlich in Höhe von Bergneustadt

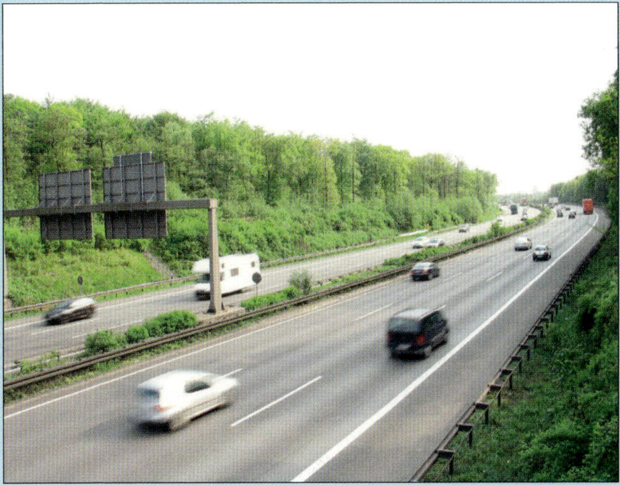

Sich selbst glücklich reden ist ganz einfach!

Probieren Sie es aus.
In nur vier Lektionen können Sie alles Negative aus Ihrer Sprache streichen. Ein Leben ohne Nein – das geht!

Positive Grammatik

Lektion 1

§ 1 Einfache Positivierung

Regel A:
Aus der Interjektion »Nein, vielen Dank!« wird durch einfache Wortsubstitution die Interjektionsformel »Ja, vielen Dank!«

Übung:
(Füllen Sie die Lücken korrekt aus)
1. Möchten Sie harte Drogen erwerben? – …….., vielen Dank.
2. Um meine Unstimmigkeiten mit Ihnen zu regeln, möchte ich Ihnen eins auf die Fresse geben. Darf ich? – …….., vielen Dank.
3. Noch einen Teller unserer sauer eingelegten Essig-Lämmerhoden? – ………., vielen Dank.

Wiederholen Sie mehrmals täglich in alltäglichen Situationen laut den Satz »Ja, vielen Dank!«: Beim Einkaufen, auf der Arbeit und im Rotlichtbezirk.

Regel B:
Die Negativ-Aussage »Auf gar keinen Fall!« wird positivistisch konzentriert zu »Aber immer!«

Übung:
(Ersetzen Sie die fehlerhafte Form in folgenden Sätzen)
1. Auf gar keinen Fall werde ich hier in den öffentlichen Waschräumen im Rotlichtbezirk als Toilettensklave arbeiten.
2. Auf gar keinen Fall bekommen Sie meine Tochter als Zweitfrau!!!

3. Auf gar keinen Fall gibt es in unserem Kriminal-Archiv Übereinstimmungen mit dem gestrigen Mord in den öffentlichen Waschräumen im Rotlichtbezirk.

Merke: Die Ausnahme in 3. zu »Auf gar keinen Fall« gilt aber immer! (bei Erklärungsbedarf siehe auch unten, *Zuschrift von Heinrich Zumgar aus Berlin*)

Lektion 2

§ 2 Die optimistische Auslassung

Regel:
Jegliche Art der Negativität, sei es in Form einer Interjektion oder als Präfix, Präposition oder Nachsilbe, ist auszulassen!

Beispiele:
1. »Das kann ich mit einem klaren Nein beantworten« wird zu »Das kann ich mit einem Klaren beantworten«.
2. »Geh ins Nichtschwimmerbecken, Jacqueline!« wird zu »Geh ins Schwimmerbecken, Jacqueline!«
3. »Der Professor war ganz schön runtergekommen« wird zu »Der Professor war ganz schön gekommen!«
4. »12 – 7 = 5« wird zu »127 = 5«
5. »Gegen ab und zu nichts anbrennen zu lassen, kann man nichts haben!« wird zu »Und anbrennen lassen kann man haben!«

Lektion 3

§ 3 Die Autoantwort

Regel:
Aus einer rhetorischen Frage wird eine Feststellung positiv geradlinigen Inhalts!

Beispiele:
1. »Bin ich denn bescheuert?!« wird zu »Ich bin bescheuert!«
2. »Ich soll all mein Geld auf ein dreibeiniges Pferd setzen?!« wird zu »Ich sollte all mein Geld auf ein dreibeiniges Pferd setzen!«

3. »Und wer bist du, dass du mir das sagen darfst?!« wird zu »Aber selbstverständlich, Herr Neun-Finger-Paule, Sie sind der Chef in Zellenblock B. Wenn ich lieb bitte sage, lassen Sie dann meinen Arm los?«
4. »Bin ich Jesus, hab ich Löcher in den Händen?!« wird zu »Ich würde gerne meinen Telefonjoker anrufen!«

Lektion 4

§ 4 Die vierfache Bejahung

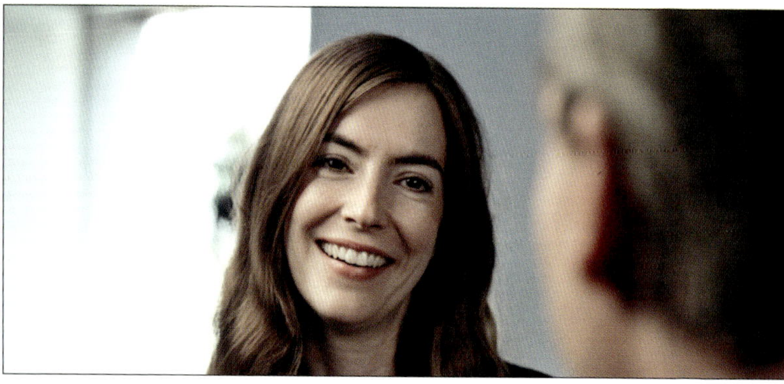

Regel:
Fügen Sie in eine formelle Aussage vier Bejahungen und bilden Sie so den positivistischen Superlativ!

Formen:
Ja, sicher, doch, gerne – Aber, immer, natürlich, sofort – Yo, Yippi, Yei, Yeah

Übungen:
(Bejahen Sie vierfach diese mehrfach verneinten Sätze)
1. Das habe ich niemals nicht so gemeint.
2. Unter keinen Umständen war niemand nicht nicht anwesend als keiner nichts nicht abstritt.
3. Kein Anschluss unter dieser Nummer.
4. Neinundneinzig Luftballons.

Kraftfutter für die Sprache – Vokabel-Training

Alles was Sie wissen müssen für Ihre tägliche Kommunikation. Hier finden Sie die 20 wichtigsten Sonderformen, die Sie schon morgen zu einem *Positive Talker de Luxe* machen.

Ja	Ja
Nein	Ja
Hinein	hija
Nichte	Dochte
Schnee	Schja
Tournee	Tourjawoll
Kain und Abel	und Abel / Jede Menge und Abel
Nena	Jaja
Albino	Albiyes
Adorno	Adoryeah
Porno	Porjaaaaa
Casino	Casisi
Inferno	Infersi
Kimono	Kimohai
Unisono	Unisosi
Filet Mignon	Filet Migoui
Kanon	Kaoui
Libanon	Libaoui
Champignon	Champigoui
Düsenjet	Düseda

Hätten Sie's gewusst?

- Für Fortgeschrittene: Auch mit dem Körper kann man in die Negativ-Falle tappen. Vermeiden Sie daher jegliches Kopfschütteln oder ähnliche Bewegungen wie das Links-Rechts-Schauen beim Überqueren der A4.
- »Hmhm« gilt ebenfalls als Nein und zählt seit dem *11. Positive-Talking-Salon* doppelt.
- Für Fußballtorwarte und Bundeswehrsoldaten gilt: Wehren Sie nicht alles ab, lassen Sie auch mal was rein.

Positiv ausgewählte Lesermeinungen:

Evelyn Domröse, Ex-Nachrichtensprecherin, Hamburg:
»Positive Talking hat mir die Augen geöffnet. Gerade als Nachrichtensprecherin sah ich die Möglichkeit, die Welt zu verbessern. Und trotz meines Rauswurfs bin ich voller Energie. Unterstützen Sie mich in meinem Kampf: Positive Tagesschau jetzt!«

MC Motherfuckingsnail von Depress Hill, N.Y.:
»Everybody say: Yeah!
Everybody say: oh yeah!«

Begeisterte Zuschrift von Oberstudienrat Heinrich Zumgar aus Berlin:
»Sehr geehrtes Autorenteam von Positive Talking. Ich habe ein paar Fragen, weil ich da was nicht ver … äh … weil ich da was verstanden habe, also, keinen Schimmer … äh … einen Schimmer habe, was Sie da schreiben. Denn in der Praxis geht das gar nicht … äh … geht das. Vor allem Lektion 1 Regel B Satz 3 funktioniert auf gar keinen Fall … äh … funktioniert aber immer. Fall im Sinne von Kriminalfall hat nicht … äh … hat die gleiche Bedeutung, wie Fall im Sinne von … ihr seid doch sch … spitze.«

DER CHECK:
Fünf Fragen an mich selbst:

1. Ich habe einen Bandscheibenvorfall, meine Frau hat mich verlassen und mein Hund steht in Flammen. Mein Gott, was habe ich bloß zuvor gesagt?

a) …
b) …
c) … (richtige Antwort ausfüllen)

2. Wie wäre das Leben, wenn Gott sich beim Schreiben der Zehn Gebote an Positive Talking gehalten hätte?

a) Launiger
b) Teurer
c) Jein

3. Seit 78 Tagen habe ich das Wort »Nein« nicht mehr benutzt – warum tue ich es jetzt in dieser Frage?

a) Reingefallen
b) Eingefallen
c) ein Gefallen

4. Welche Stadt sollte ich in Zukunft großräumig umfahren?

a) Nixdorf
b) Frankfurt am Nein
c) Rio de Janeiro

5. Sie haben einen Wert (a4) mit der Beschleunigung (b)ergneustadt. Ihnen entgegengesetzt ist die Kraft (e)lse. Wie lautet die Lösung der Gleichung e = b/a4 · b + b und warum war der Bremsweg doch zu lang?

a) 44 Meter
b) 48 Meter bei nasser Fahrbahn
c) 112 Meter, wenn der Fahrer betrunken ist

ACHTUNG, NEU!!!

Die überarbeitete Fassung des Millionensellers »Positive Grammatik« von Paul Witzlawick ist demnächst auch im Verlagsprogramm der WORTART Verlagsgesellschaft mbH erhältlich.

- 280 Bände à 1000 Seiten
- 12 original Kugelschreiberzeichnungen
- 544 hochkomplexe und schwer verständliche Grammatikregeln
- über eine Million Vokabeln zum Neulernen
- vier Umrechnungstabellen ins Englische
- ein Pfund Kaffee

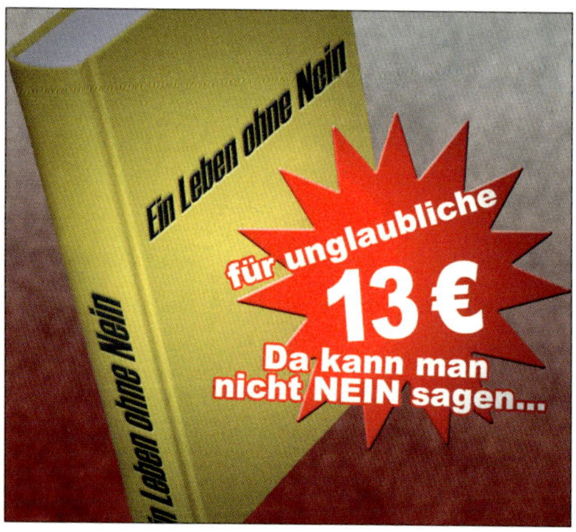
Ein Leben ohne Nein
für unglaubliche
13 €
Da kann man nicht NEIN sagen...

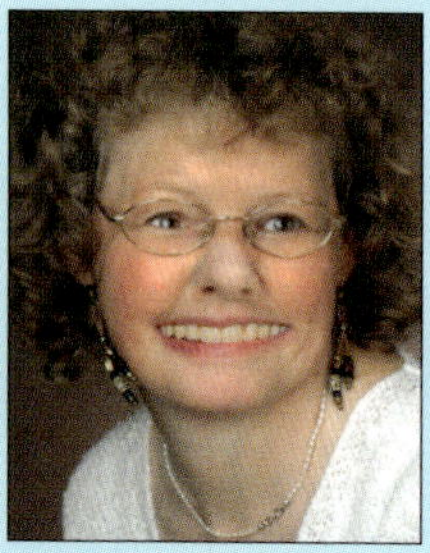

Was die Experten sagen:

Philatelistin Dr. Jeanette Rosenbaum: »Ich kann das Buch von Herrn Witzlawick nur wärmstens empfehlen. Es ist so dick, dass man damit alte Briefmarken innerhalb von zehn Minuten glatt bügeln kann. Nein, es gibt nichts Besseres!«

Direkt-Losleg-Seite

Die Schokoladenseite

Jeder Mensch hat eine Schokoladenseite.
Aber wir wollen, dass Ihr ganzes Gesicht schön ist.
An der gestrichelten Linie heraustrennen,
einige Stunden in den Kühlschrank geben und
dann vorsichtig auf's Gesicht legen.

Elektrosmog positiv nutzen

Energie [~paua-lodink~]

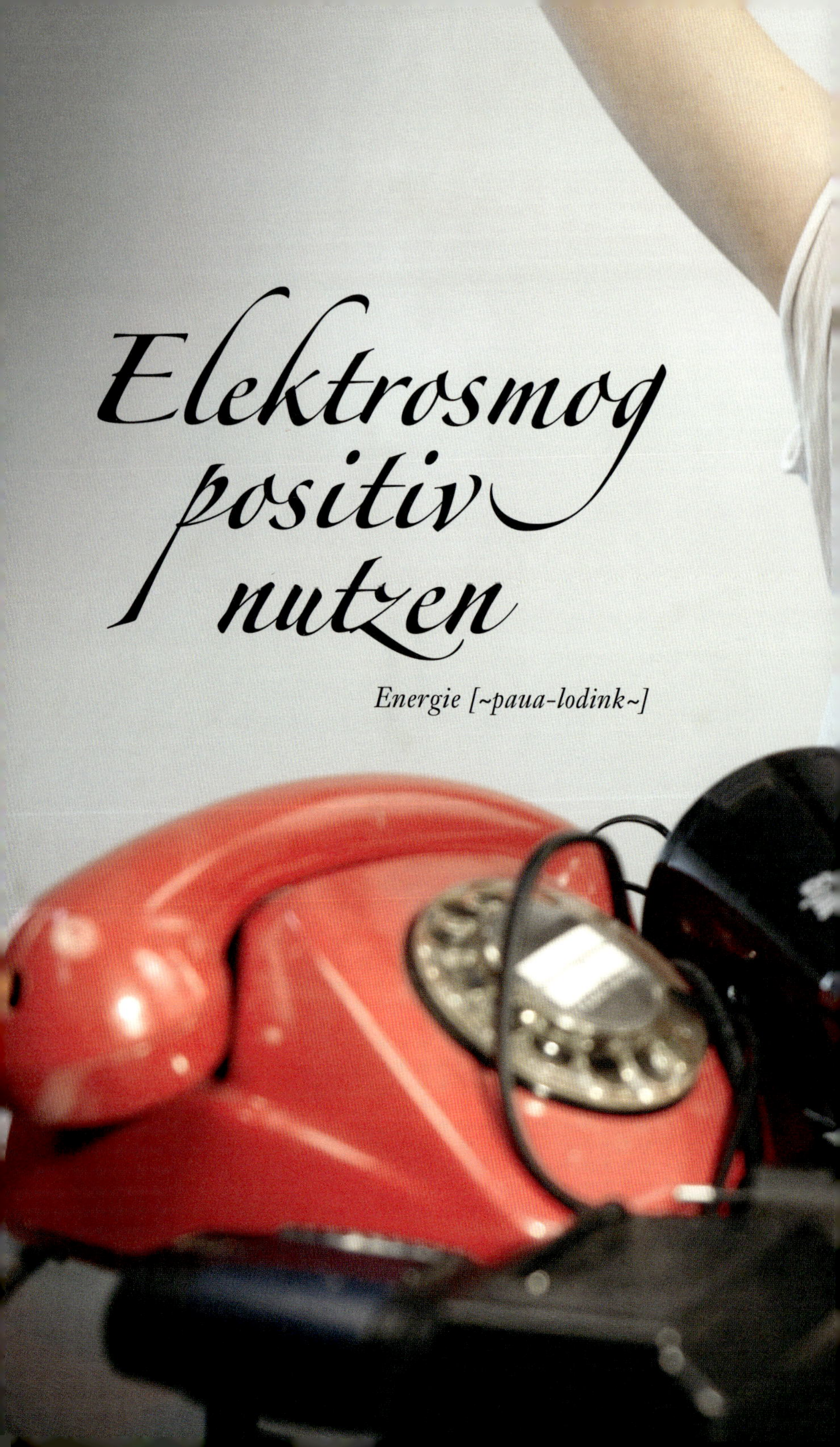

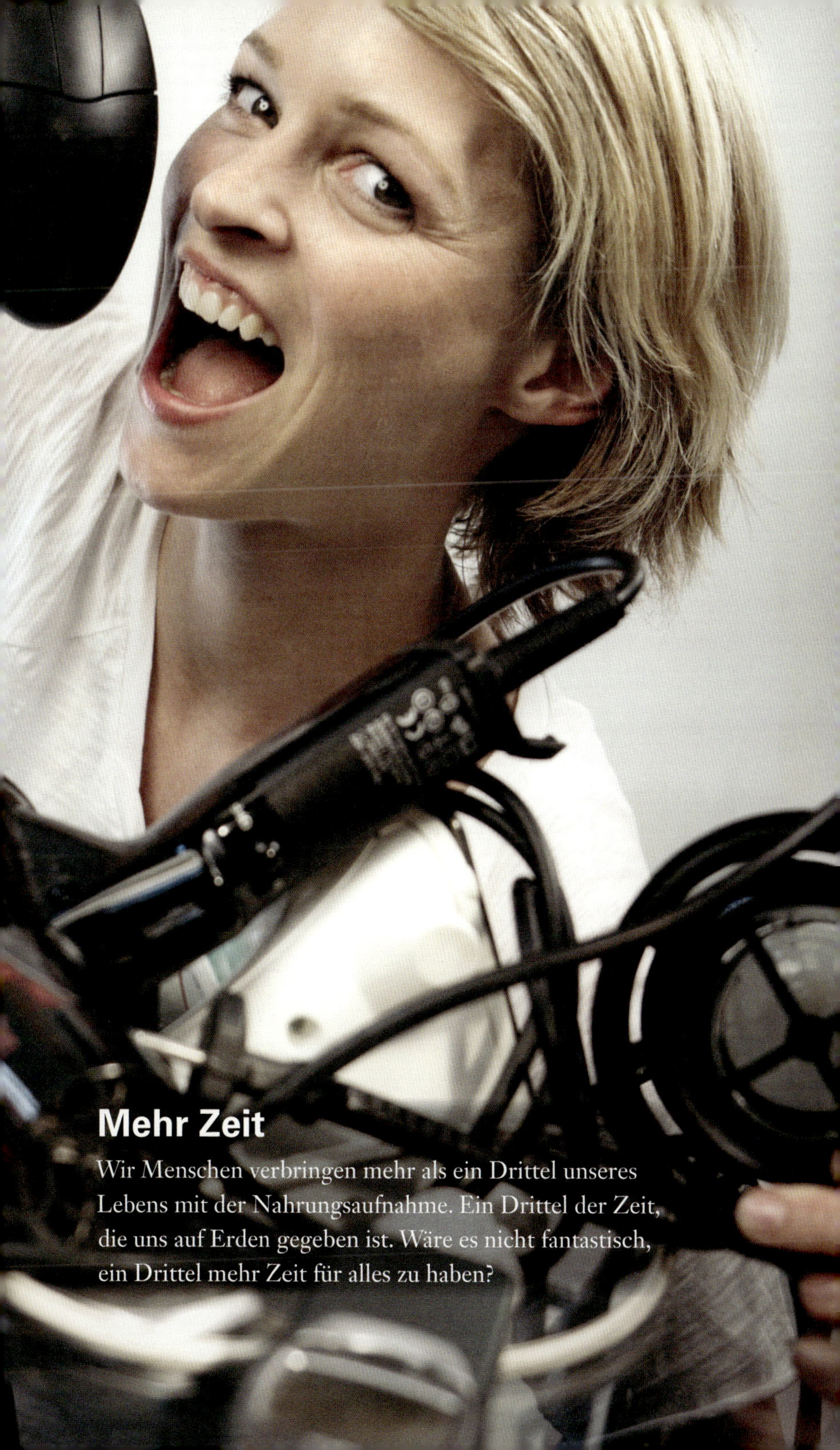

Mehr Zeit

Wir Menschen verbringen mehr als ein Drittel unseres Lebens mit der Nahrungsaufnahme. Ein Drittel der Zeit, die uns auf Erden gegeben ist. Wäre es nicht fantastisch, ein Drittel mehr Zeit für alles zu haben?

Die Essens-Falle

Aber da gibt es ein Problem. Von Kindesbeinen an werden wir mit der Lüge großgezogen, ohne Essen könne unser Körper keine Leistung bringen. Lächerlich. Unser Stoffwechsel bestimmt unseren Tagesablauf. Dabei gibt es einen außergewöhnlichen und doch einfachen Weg, dem Teufelskreis aus Zeitverschwendung durch Essen zu entkommen.

Ein Leben ohne Essen

Elektrosmog positiv nutzen

Bevor Sie jetzt müde lächelnd weiterblättern und dieses Kapitel als esoterischen Unsinn abtun, geben Sie sich eine Minute Zeit, um Ihr Leben um ein Drittel zu verlängern. Denken Sie einmal über die folgenden vier unumstößlichen Tatsachen nach:

Elektrosmog ist überall.
Elektrosmog ist pure, ungenutzte Energie.
Elektrosmog ist unerschöpflich.
Elektrosmog ist umsonst.
Elektrosmog ist echt lecker.

Unser Körper braucht nichts als Energie. Woraus er diese Energie gewinnt ist ihm schnurz: Ob Erdbeertörtchen, Pizza oder ein Kanister Benzin. Warum greifen Sie nicht nach der ersten unmittelbaren Quelle der Energie, dem Elektrosmog.

Dem Argument, die Evolution habe eine andere Art der Energieversorgung für uns vorgesehen, halten renommierte Hobbyforscher aus Funk und Fernsehen entgegen: Wie sinnvoll ist ein Stoffwechsel, der aus einem Mammutschnitzel Energie gewinnt, die er zum überwiegenden Teil dazu verschwendet, ein neues Mammut zu jagen, zu häuten, zu braten, um daraus Energie zu gewinnen, um ein neues Mammut zu jagen? Bescheuert.

Lassen Sie pestizidverseuchte Gewächshaustomaten und hormonbehandeltes Gammelfleisch hinter sich, und ernten Sie noch heute die Früchte der elektrischen Felder.

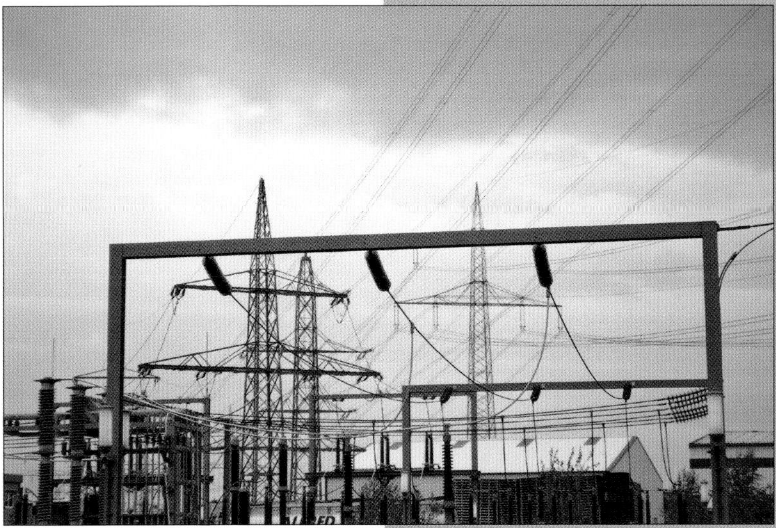

Spannung ins Leben bringen

Elektrosmog-Ernährung ist das Einfachste der Welt, denn Sie müssen im eigentlichen Sinne nichts machen, außer Vermeiden zu Essen. In der praktischen Anwendung haben sich allerdings die folgenden Tipps bewährt:

Schaffen Sie sich mehr Elektro-Geräte an. Um eine rundum vollwertige Ernährung zu garantieren, ersetzen Sie alten Haushaltskrempel durch neue elektrische Helfer: Funktelefone, Funkwecker, Wireless-LAN oder eine Bluetooth-Klimaanlage. Aber auch die kleinen elektrischen Felder eines Milchaufschäumers, eines Dosenöffners oder einer Heimorgel geben Kraft. Und denken Sie mal über elektrische Fensterheber, ferngesteuerte Klopapierabroller und Rolltreppen nach.

Denken Sie dran: Grundsätzlich alle Geräte immer auf Stand-By belassen. NIE AUSSCHALTEN.

Vermeiden Sie ländliche Gegenden, da Sie Gefahr laufen in eine Elektrosmog-freie Zone zu gelangen (s.a. »Elektrosmog-Hungerast«). Für Reisen sollten Sie stets einige Ersatzbatterien oder Solarzellen mitführen.

ACHTUNG: Von mobilen Rucksack-Windrädern aus dem Supermarkt ist abzuraten. Schon viele »Elektrosmogger« fanden sich Hals über Kopf 1.200 Meter über dem Atlantik wieder.

Lassen Sie sich in jedem Fall ärztlich beraten, wenn Sie wie Extrem-Bergsteiger die Eigenversorgung durch einen Herzschrittmacher nutzen möchten.

Bevorzugen Sie nichtleitfähige Materialien. Um nicht ständig kleine, elektrische Schläge zu bekommen empfehlen wir Holzklinken für Türen, Autos mit Plastikkarosserie und Hausschlüssel aus Salzteig. So leben Sie nicht nur schmerzfrei, sondern auch noch kreativ.

Achten Sie auf Ihr Gewicht. Wie alles im Übermaß genossene, kann auch Elektrosmog zu Übergewicht führen. Verzichten Sie auf exzessive Fernsehmarathons bis tief in die Nacht.

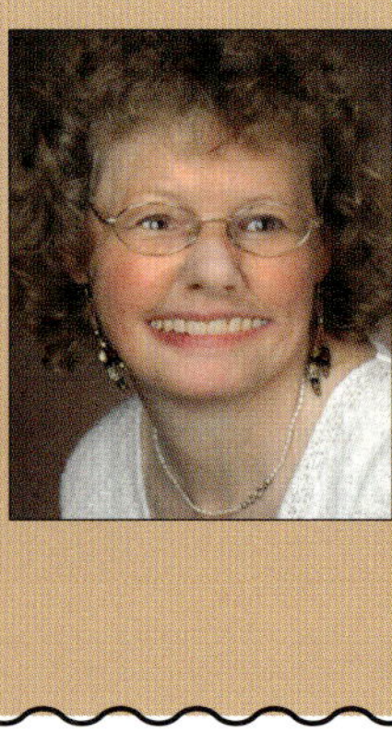

Was die Experten sagen:

Philatelistin Dr. Jeanette Rosenbaum: »Elektrosmog ist toll, aber wir müssen zusammenhalten. Bedenken Sie: die elektrische Post ist der Tod der Briefmarke. Und ich weiß nicht, ob es uns Philatelisten alleine gelingt, das E-mailen genauso in Schach zu halten, wie seinerzeit den irrsinnigen Morse-Hype.«

Tragen Sie stets Gummischuhe, damit es nicht zu plötzlichen, lebensgefährlichen Entladungen kommt.
Vorsicht beim Schwimmen in öffentlichen Gewässern. Sie könnten versehentlich ein Massaker unter bedrohten Fischarten auslösen. Bedenken Sie außerdem, dass Sie sexuell extrem anziehend auf Aale wirken.

Positiv geladen

Immer mehr Menschen stellen ihre körpereigene Energiegewinnung auf Elektrosmog um. Von Los Angeles bis Mexico-Stadt berichten enthusiastische Pioniere von ihrer Befreiung vom Essen-Müssen. In seinem Web-Blog schreibt John Vaaruaday aus Kapstadt:

> »*Es war eine unglaubliche Erfahrung. Die elektromagnetischen Wellen durchdrangen meinen Körper mit Lichtgeschwindigkeit. Durch meinen Kopf schossen Gedankenblitze, alles wurde klarer. Ich erinnerte mich an lang Vergessenes, z. B. dass mir mein Schwager Pieter seit 1973 noch 20 Krügerrand-Münzen schuldete. Dank Elektrosmog und der Zinsen bin ich jetzt ein reicher Mann.*«

Untersuchungen haben ergeben, dass Elektrosmogger die glücklichsten Partnerschaften bilden. Die Möglichkeit enttäuscht zu werden liegt in dieser Bevölkerungsgruppe bei 0 %. Die Richtig-oder-Falsch-Entscheidung fällt bereits in der ersten Sekunde der Kennenlernphase. Entweder es funkt oder man stößt sich ab. Während gleich geladene Partner einen guten Draht zueinander haben, kommt es im umgekehrten Fall nur zu Kurzschlusshandlungen. Die Sicherung brennt durch und man steht im Dunkeln.

Rezepte Elektrosmogrezepte mit Pfiff

Elektrosmogernährung kann so abwechslungsreich sein. Laden Sie Freunde ein, und genießen Sie die Vielfalt internationaler Ampere.

Festliches Menü einer Ladung für 8 Personen:

Fingerfood: Mignon-Zellen (AAA)

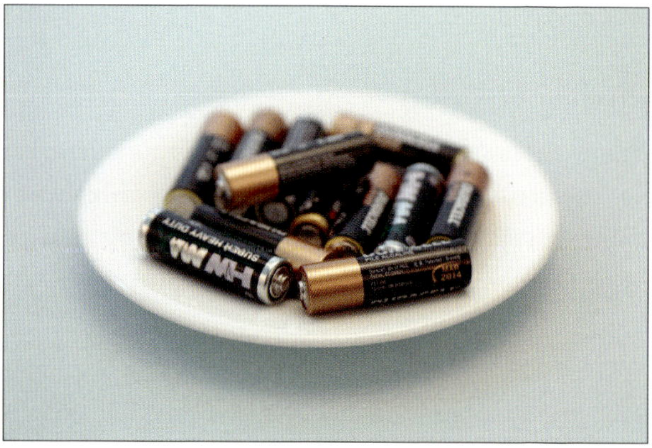

Das mögen Ihre Gäste: Zur Begrüßung ein paar knackige 1,5-Volt-Batterien.

Entrée: Toaster

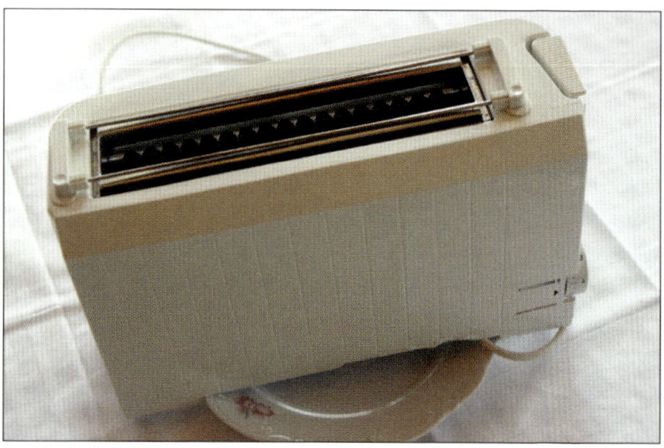

Den Toaster reihum reichen und genüsslich herunterdrücken. Vorsicht, lassen Sie noch etwas Platz für den Hauptgang.

Hauptgang: Carrerabahn mit Staubsauger an 1200 Watt

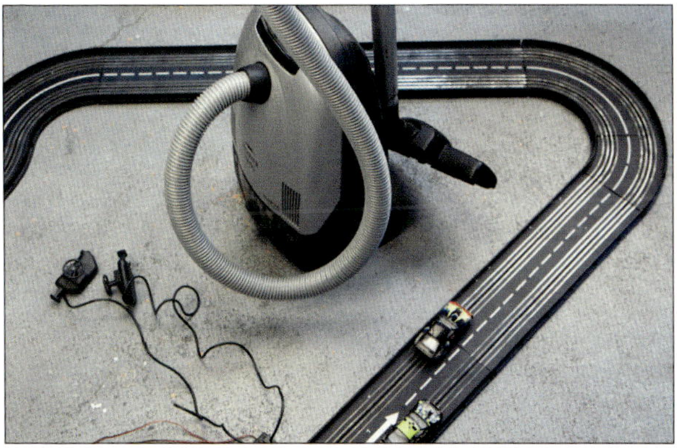

Die Carrerabahn ist optisch ein Leckerbissen und so abwechslungsreich im Genuss. Ständig changierende Trafospannungen entzücken jeden verwöhnten Gourmet. Als Sättigungsbeilage ergänzt der 1200-Watt-Staubsauger dieses freche Gericht.

Dessert: Fahrraddynamo

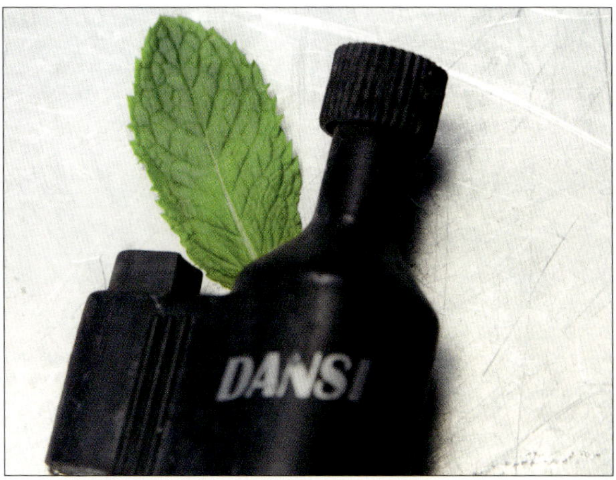

Ein Nachtisch, der sich sehen lassen kann. Dynamos gelten zu Unrecht als schwere Speise. Die Leichtlaufdynamos der neuen Fahrradgenerationen werden Ihren Gästen *Ahhs* und *Ohhs* entlocken.

Als Abschluss eines stilvollen Dinners gilt natürlich das Herumreichen der Kaffeemaschine.

Kleine anregende Rezeptideen:

Machen Sie doch mal wieder ein tolles Gewitter-Picknick. Lassen Sie auf freiem Feld einen Metalldrachen steigen. Nehmen Sie genügend Kabel mit, damit alle gleichzeitig anpacken können.

Spontaner Imbiss in der Nähe eines Atomkraftwerkes. Kernkraftwerke gibt es überall. Ihre Elektrizität ist aufregend und bekömmlich.

Ein romantisches Neonröhren-Dinner zu Zweit. Schnell gemacht und ohne große Vorbereitung. »Wie die Motten das Licht« umschwirren frisch Verliebte die Parkplatzbeleuchtung.

Weitere Rezepte auf www.geladene-gaeste.com

Die Liebe im Zeichen des Elektrosmogs

Die Partnerinitiative *Hertzschlag e.V.* berichtet in der letzten Ausgabe ihrer Zeitung *Funken-Marie-Claire* über die Probleme von Elektrosmogger- mit Nicht-Elektrosmogger-Beziehungen, sogenannte *Mischbatterien*. Diese sind nicht ohne Grund selten, da schnell Langeweile aufkommt. Während der Nicht-Smogger permanent mit der Nahrungsbeschaffung, -zubereitung und -aufnahme beschäftigt ist, fühlt sich der Partner vernachlässigt und stürzt sich häufig in kurze Affären, besser bekannt als »Blitzeinschläge«. *Hertzschlag e.V.* empfiehlt gegen das drohende Donnerwetter offen für Neues zu sein, z.B. einen flotten Dreier-Stecker. Oder sogar der Besuch einer Steckerleiste.

Irreführende, überkommene schulphysikalische »Fakten« rund um Elektronik und ihre Widerlegung

Viele Menschen fürchten sich zu Unrecht vor der Elektrizität, weil sie einfach zu wenig darüber wissen. Und die ach-so-intelligenten Lexika der offiziellen Lehrmeinung verkomplizieren einen unbeschwerten Umgang mit der Materie. Folgende aberwitzige Beispiele stammen aus gängigen Fachbüchern:

1) »Elektrischer Strom ist die Bezeichnung für eine gerichtete Bewegung von Ladungsträgern«.

Lächerlich: Sich bewegende Ladungsträger wie z. B. Gabelstapler, LKW und Golfcaddies sind also elektrisch?!

2) »Von Strom ist auch die Rede, wenn geladene Teilchen durch einen zunächst feldfreien Raum fliegen.«

Eine ebenso absurde wie falsche Darstellung. Jedes Kind weiß: Von Strom ist die Rede, wenn viel Wasser durch ein weites Tal fließt.

3) »Neben dem Gleichstrom gibt es auch noch den Wechselstrom. Wechselstrom zeichnet sich dadurch aus, dass die Stromrichtung periodisch wechselt.«

Hier zeigt sich, dass man aus den einfachsten Dingen mit ein paar nutzlosen Fachbegriffen ein für den Laien kaum mehr verständliches Kauderwelsch basteln kann. Das oben verklausulierte Prinzip nennt man Ebbe und Flut.

4) »Aufgrund der unterschiedlichen Last in einem Haushalt sind die Phasen und die Nullleiter mit identischer Stärke versehen.«

Wer soll das nun verstehen? Wer steht auf der Leiter? Und wie schwer ist derjenige? Wer führt den Haushalt?

Vorsicht Elektrosmog

Damit Sie ungetrübt Freude an Ihrer Elektrosmog-Ernährung haben, berät Sie an dieser Stelle unser Experte Prof. Dr. G. Narator.

Inge aus Soest fragt:
Ich habe seit ein paar Monaten ein ständiges, dumpfes Brummen im Innenohr. Was kann ich dagegen unternehmen?

Prof. Dr. G. Narator antwortet:
Brummen im Ohr lässt auf eine Überversorgung schließen. Schalten Sie einfach einige Geräte ab, und schlucken Sie vor dem Zubettgehen noch ein paar Sicherungen.

Xavier-Ibanez aus Radevormwald:
Seit zwei Jahren betreibe ich mit wachsender Freude Elektrosmog-Ernährung. Leider kann ich nachts nicht schlafen, weil ich leuchte.

Prof. Dr. G. Narator antwortet:
Leider kann man gegen das Leuchten nichts unternehmen. Ich wünsche ihnen alles Gute und hoffe, dass Sie und Ihre Gattin im Dunkeln gerne Lesen.

Herrmann aus Eutin:
Ich habe schon öfters von einem magnetischen Effekt gehört. Ist da was Wahres dran?

Prof. Dr. G. Narator antwortet:
In seltenen Ausnahmefällen ziehen Elektrosmogger tatsächlich Metall an. Ohne es zu wollen, stehlen sie dann Gabeln in Restaurants, die an ihrer Hand kleben, oder sie werden zu Gespött des Büros, weil sie in der Kantine eine dünne Kette aus Büroklammern hinter sich herziehen. Man kann dieses Problem allerdings mit Neoprenanzügen beheben, wobei man sich an die Handschuhe erst gewöhnen muss.

Anneliese aus Fürstenfeldbruck:
Elektrosmog ist das Tollste, was ich je gegessen habe. Ich spüre, dass meine Anziehungskraft deutlich zugenommen hat. Allerdings bin ich als ausgebildete Hair-Stylistin etwas unzufrieden mit den Begleiterscheinungen.

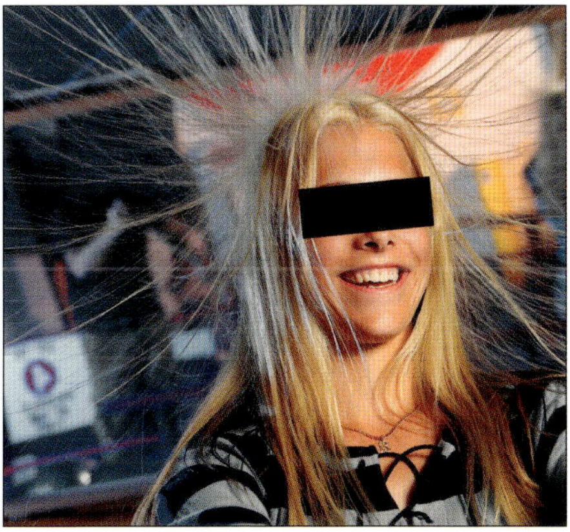

Prof. Dr. G. Narator antwortet:
Benutzen Sie schwere Haarextensions, wenn Sie sich unsicher fühlen. Allerdings haben viele berühmte Stars Courage gezeigt und ihre Elektrosmog-Frisur zum Markenzeichen gemacht (s. Bild).

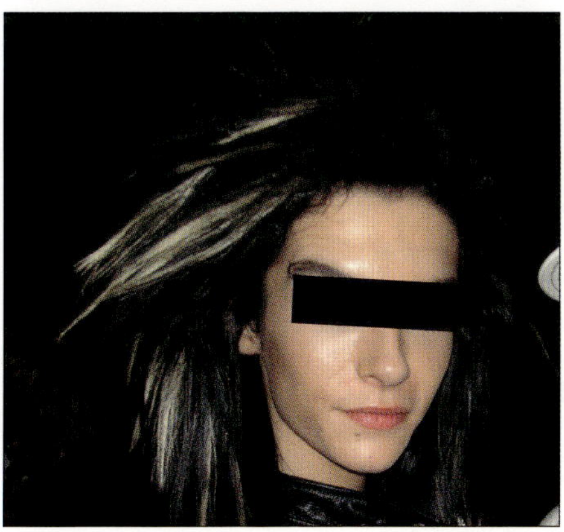

Begeisterter Elektrosmogger von Kindesbeinen an:
Bill K. von der E-Musik Band »T. Hotel«

DER CHECK:
Fünf Fragen an mich selbst:

1. Wie kann ich mit meinem Handy telefonieren, ohne dass ich zunehme?

a) Helm auf
b) Kurz fassen
c) Gar nicht Abnehmen – läuten lassen

2. Welche Musik sättigt am meisten?

a) AC/DC
b) Kraftwerk
c) Electric Cher

3. Können meine Kinder von mir einen Schlag bekommen?

a) Sicher
b) Vielleicht

4. Was ist Gleichstrom?

a) Elektrizität in fünf Minuten
b) Ein homosexueller Fluss
c) Einfahrt der E-Lok auf Gleich 7

5. Wovon ernähre ich mich am Meer?

a) Watt
b) Watt?
c) Nix
d) Nixen

Direkt-Losleg-Seite

Die Teintbestimmungsseite

Farbtabelle I »Der Mondscheintyp«.
An der gestrichelten Linie heraustrennen.

Kasimir Lichtleben

Lernen [~tahboulah rahsah~]

Gegen den Strom schwimmen

Es gibt immer wieder Menschen, die in ihrem Leben etwas Besonderes geleistet haben. Es gibt Leute, die Herausragendes hinterließen. Und es gibt einen, der die ganze Welt aus den Angeln hob, ohne dass es irgendjemand bemerkte.

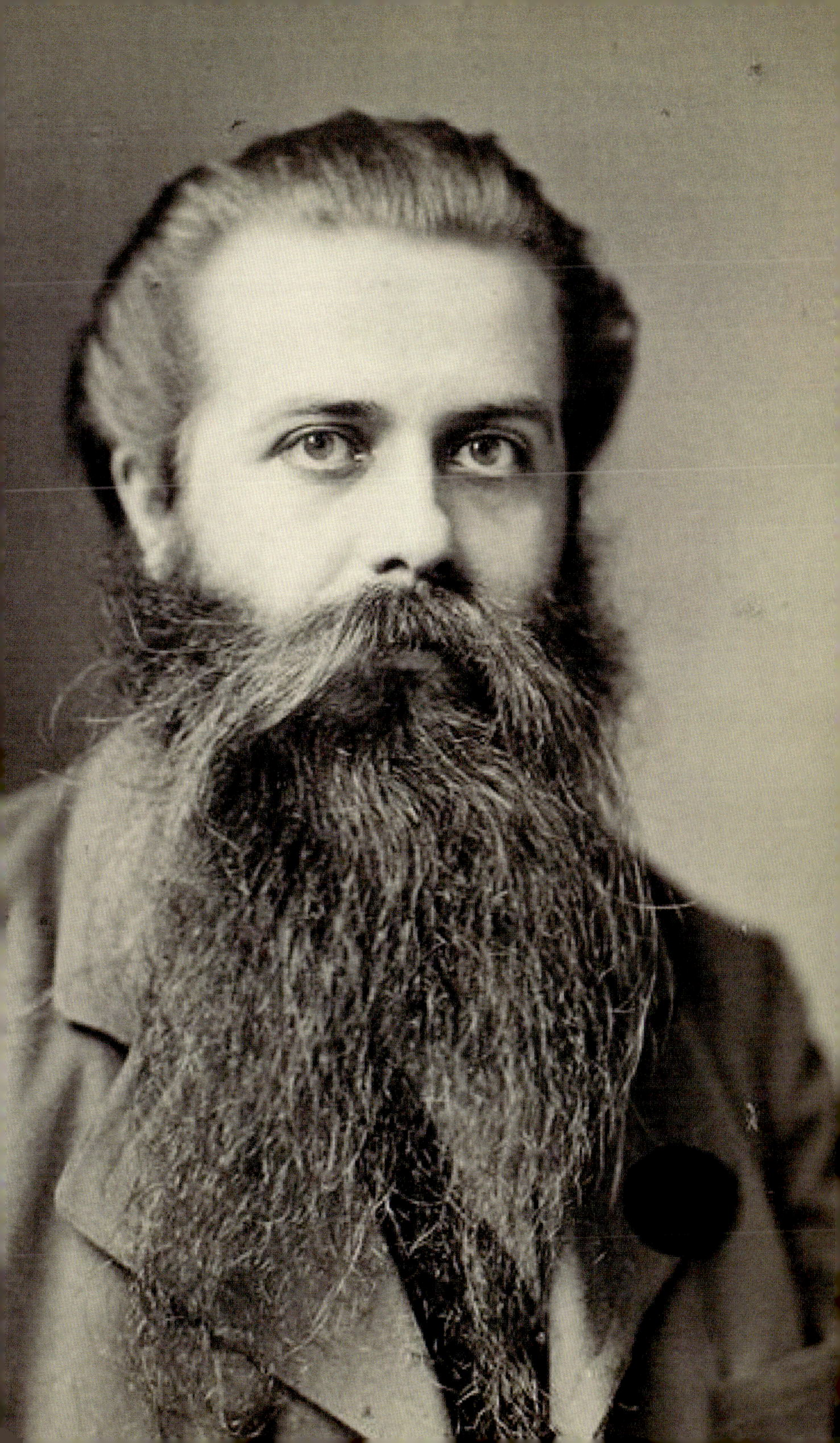

Auf zu neuen Ufern

Zwischen Himmel und Erde gibt es mehr, als sich ein beschränkter Schulmediziner oder ein schlichter Universitätsprofessor ausmalen könnte. Wir möchten Ihnen in diesem Kapitel ein Genie näherbtingen, stellvertretend für all die unbequemen Wissenschaftler, Querdenker und Fanatiker, in deren Geist dieses Buch entstand. Eine Biografie, die uns beeindruckt, die inspiriert.

Kasimir Lichtleben

Das verkannte Genie aus Appenzell

Das 20. Jahrhundert beginnt zufälligerweise an dem Tag, an dem Kasimir Lichtleben die Bühne der Welt betritt. Geboren wurde er am 1. Januar 1900 in einem Ziegenstall auf der Sommeralm des Eggeshorn als Sohn mittelständischer Hirten. Die Dorfchroniken des Plattenbödeli-Tales verzeichnen in diesen kalten Januarstunden ungewöhnlich viele Heilwunder und Erscheinungen.

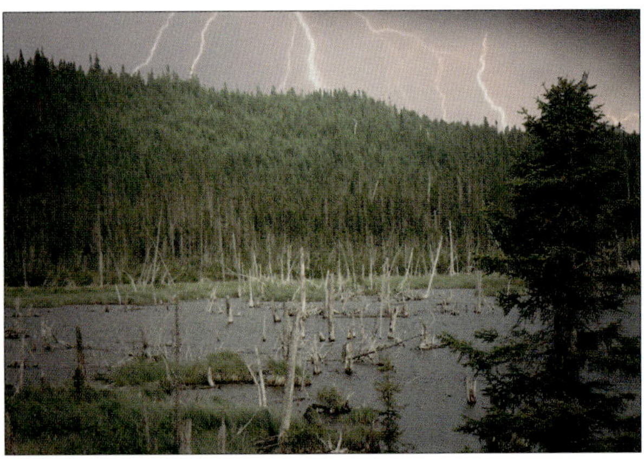

Das malerische Plattenbödeli-Tal im Jahrhundertsommer 1984

Lesen und Schreiben lernt der kleine Kasimir in den Ziegenhütpausen von seiner Mutter. Daher stammen auch die vielen Rechtschreibfehler in seinen Werken. Mathematik, Quantenmechanik und das Saxophonspiel bringt sich der Autodidakt selbst bei. Während die anderen Kinder mit einer sandgefüllten Schweinsblase Zuwerfen spielen, liest Kasimir das Frühwerk Sigmund Freuds in Originalsprache. Bereits mit 16 Jahren hat er sich zu einem Universalgenie entwickelt, verspürt dennoch nie das Bedürfnis, den Kanton Appenzell zu verlassen.

Erste Ablehnung erfährt der leidenschaftliche Psychologe, als er der überraschten Dorfbevölkerung die *Widdertherapie* vorstellt. Fußend auf Naturbeobachtungen seiner nächsten Umgebung, ist sie eine effiziente Form der Paar- bzw. Ehetherapie. Das wiederholte, feste Aufeinanderschlagen der Köpfe des Beispielpaares hat allerdings eher abschreckende Wirkung auf die überforderten Zuschauer.

Nur noch ungläubiges Kopfschütteln im Plattenbödeli-Tal erntet Lichtleben wenig später mit seiner nächsten bahnbrechenden Entdeckung. Er spürt den globalen Energiestrom in 20 Metern Höhe auf und folgt ihm bis nach Graubünden. Schnell zeichnet er die bis heute gültige Karte des weltweiten Energiestromes in seine Ziegenlederkladde. In den folgenden Wochen entsteht Lichtlebens Konzept der 20-Meter-Besiedelung – eine Vision, in der alle Menschen auf 20 Metern Höhe leben: auf Bergen, in aufgeschütteten Tälern und Baukränen. Noch heute findet man am Rütlisee Teile der berühmten Pfahlsiedlung, die Kasimir Lichtleben 1920 zu errichten beginnt. Sie gilt als einzige Schweizer Geisterstadt, da ihre Bewohner direkt nach dem tödlichen Absturz zweier Ziegen wieder ausziehen. In der Folge kommt es auch nicht mehr zur Ausführung seines Herzensprojekts *Der gesunde Tierpark*.

Ob das Bild *Elefanten auf Stelzen* des berühmten Surrealisten Salvador Dalí ein plumpes Plagiat oder eine stille Hommage an die Ideen Lichtlebens ist, konnte nie festgestellt werden.

Doch Kasimir Lichtleben lässt sich nicht entmutigen. Seine nächste Erfindung nennt er *Energie-Verdichterli*. Hierbei handelt es sich um eine fünf Meter hohe Glasglocke, die die Lebenskraft des Menschen endlos reflektiert, verdichtet und ihm somit ein längeres Leben ermöglicht. Bei der Präsentation im Gemeindesaal brechen die Dörfler unter Gelächter zusammen. Beschämt zieht sich das verkannte Genie durch die Hintertür zurück. Das Modell seines *Energie-Verdichterlis* geht in den Wirren verloren und wird später als Käseglocke weltberühmt. Lichtleben selbst lebt fast 40 Jahre lang unter einem speziell angefertigten *Verdichterli*; zwischen seinem 60. und 96. Geburtstag.

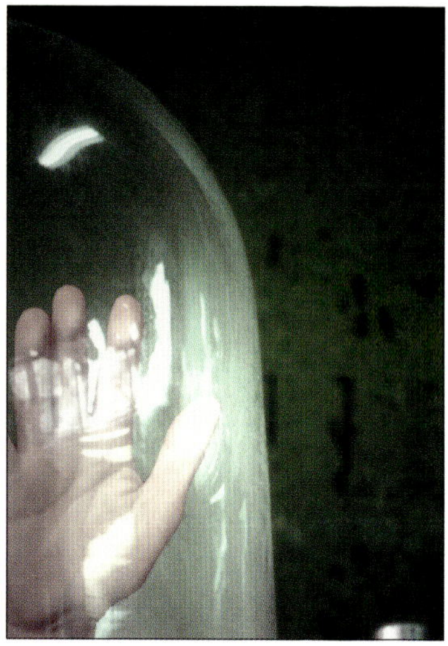

Mutmaßliches Foto eines *Energie-Verdichterli*-Nachbaus (vermutl. 1972, Uni Bottrop)

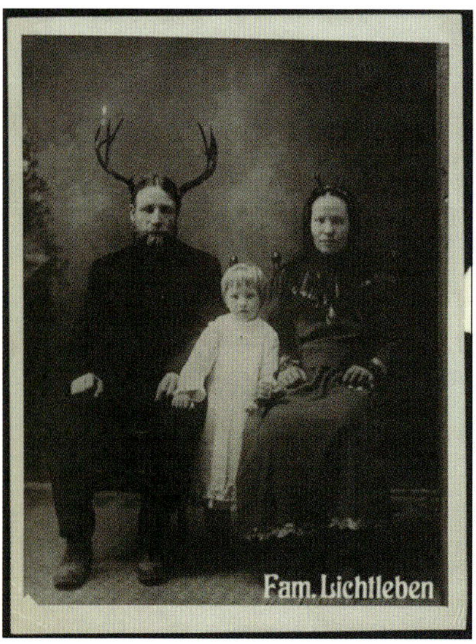

Die stolzen Eltern des Genies mit seiner jüngeren Schwester Shakira

Nach dem *Verdichterli*-Vorfall erfindet Lichtleben einen imaginären Freund, der auf dem gleichen intellektuellen Niveau steht wie er selbst. Die umfangreiche Briefkorrespondenz ist leider nicht erhalten.

1934 entwickelt der Erfinder die Theorie, dass Hirsche über ihr Geweih kommunizieren: »Warum sonst sollten sie die Antennen tragen?« (K. Lichtleben, *Lichtlebens Ziegerlederkladde* S. 5732 ff.). Er beginnt mit ersten Geweihverpflanzungen. Zunächst schraubt er sie Versuchskaninchen an, die mit dem neuen 24-Ender-Kopfschmuck allerdings nicht mehr in der Lage sind, zu hoppeln. Später überredet er seine Eltern zu einem Rotwildgeweih. Die Ehe hielt übrigens 64 Jahre.

Das *Gipfli-Kreuz-Entladerli* baut er drei Jahre später. Als er zufällig ein Glas Milch in 4000 m Höhe unter dem Gipfelkreuz stehen lässt und es erst am nächsten Tag wieder holt, stellt er überrascht fest, dass sich die innere Struktur der Milch komplett verändert hat. Lichtleben spricht hier von »entladener Milch«. Lebensmittelchemiker stünden heute vor einem Rätsel, wenn sie feststellten, dass diese Milch weder links- noch rechtsdrehend ist, sondern in sich ruhend. Bis zum heutigen Tag hat aber kein Institut

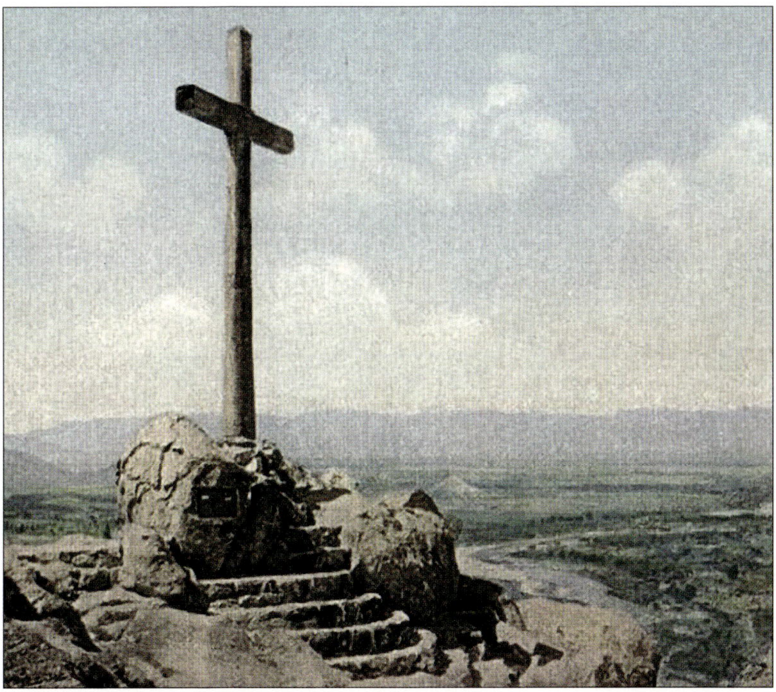

Die Mais-Symphonien

Opus 1	*Oh warme Sonne, edler Himmel, netze meine Kolben*
Opus 2	*Köstlich, köstlich diese Erde, wurzeldurchwühlet*
Opus 3	*Labe mich Regen, peele mich, oh Hagelkorn*
Opus 4	*Des Stehens bin ich doch gar müd und öd*
Opus 5	*Wenn ich wenigstens Lesen könnte*
Opus 6	*Oder eine Daguerreotypie sehen*
Opus 7	*Mann oh Mann, ist das schattig!*
Opus 8	*Pflanzt man Mais im Winter?!*
Opus 9	*Au, eine Feldmaus*
Opus 10	*Puuuuh*
Opus 11	*Phh*
Opus 12	*!*

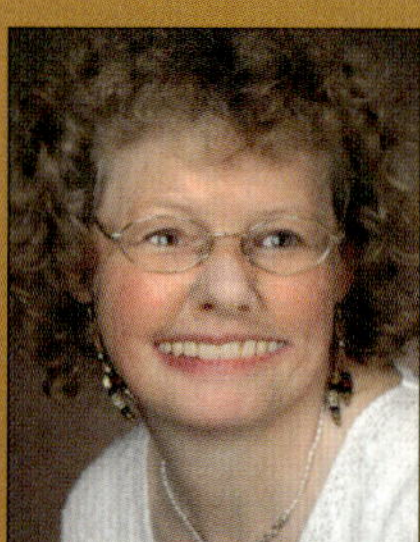

Was die Experten sagen:

Philatelistin Dr. Jeanette Rosenbaum: »Kasimir Lichtleben muss von der gesamten Welt als das Genie anerkannt werden, das er war. Vielleicht bringt die Schweizer Post ja dann eine interessante Sondermarkenreihe zu 12 Rappen heraus, deren Erstdruck ich mir hiermit reserviere.«

eine nähere Untersuchung für nötig befunden. In einer Versuchsreihe weist Lichtleben nach, dass nicht die Höhe der entscheidende Faktor ist, sondern die letzten 1,5 Meter. Daher entwickelt er aus mehreren Säcken Erde und zwei Dachlatten das *Gipfli-Kreuz-Entladerli*.

Der direkte Einfluss entladener Milch auf unseren Körper ist mit den primitiven Messgeräten unserer Wissenschaft gar nicht nachzuweisen. Menschen, die regelmäßig ein Glas entladen, gelten allerdings als ruhiger, ausgeglichener und haben kräftigere Ohren. Man erkennt entladene Milch übrigens an ihrem leicht angegorenen Nachgeschmack. Außerdem ist es von Vorteil, die Kuh im Liegen zu melken.

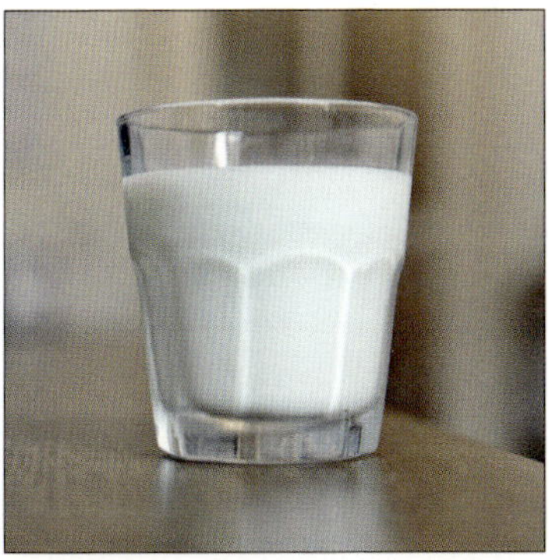

Nicht entladene Milch

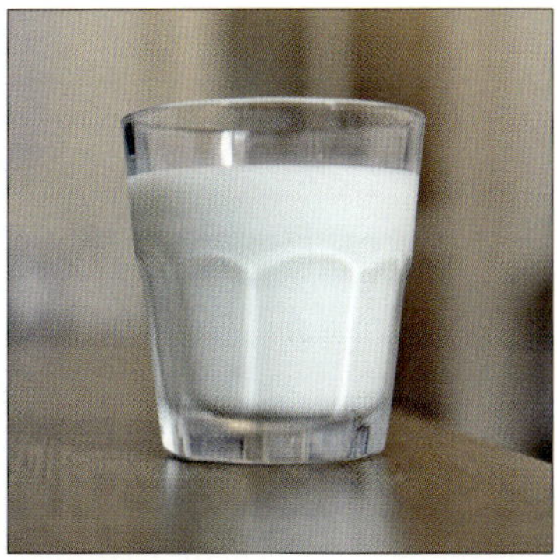

Entladene Milch

Nach dem Krieg wendet sich Lichtleben der geheimen Kraft der Musik zu. Das Universalgenie begreift, dass Musik einen massiven Einfluss auf das Wachstum von Maispflanzen hat. Er komponiert insgesamt 12 Mais-Symphonien, die von einem Solisten aus der Sicht des Pflanzen gesungen werden. Hierbei stellt er fest, dass weniger Gesang mehr Mais bedeutet. Bestehen die ersten Werke noch aus drei Noten, die sich in einem strengen Muster rhythmisch entwickeln, reduziert Lichtleben später diese Vielfalt auf 0,001 % und zu unglaublicher Effektivität (siehe Kasten). Maestro Lichtleben schreit die Maisfelder mit kurzen, abgehackten Lauten an. Unbestätigt ist, dass sein Freund hierzu die imaginäre zweite Stimme intoniert.

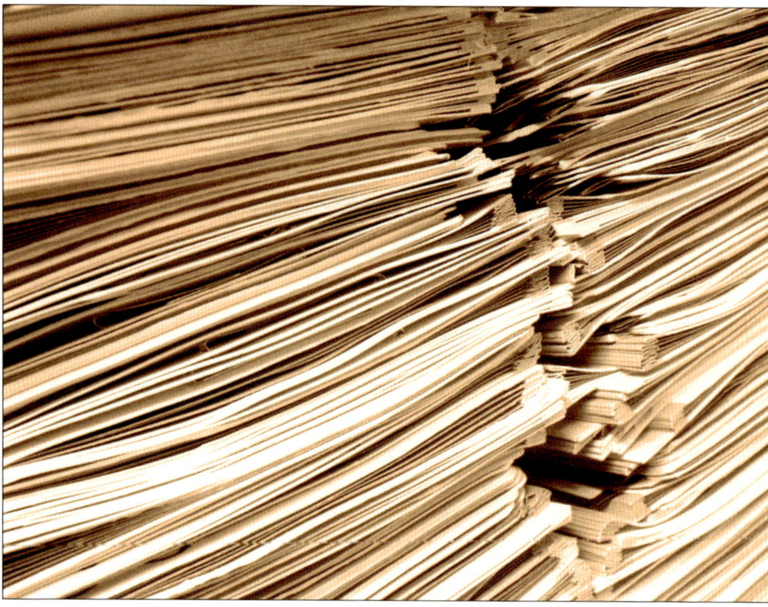

Das Gruezi Kärtli-Regelheft

Als absoluter Höhepunkt seiner Schaffenskraft und Innovation gilt natürlich unter Anhängern Kasimir Lichtlebens das Kartenspiel *Gruezi Kärtli*. Mit diesem Gesellschaftsspiel versucht Lichtleben auf die Bergbauern der Umgebung zuzugehen. Es soll diesen einfachen und oftmals ungebildeten Menschen die Möglichkeit zur Entspannung nach einem anstrengenden Tag bieten, verbunden mit geistiger und körperlicher Fortentwicklung. Im hohen Alter von 95 Jahren fasst er hier all sein bisheriges Wissen zusammen. Leider sind lediglich ca. 5.000 der ursprünglich 23.000 Regeln von *Gruezi Kärtli* erhalten. Manche Experten schätzen die Gesamtzahl allerdings weitaus höher. In der ganzen Welt versuchen Clubs, dieses einzigartige psycho-physio-sozial-kinetische Kartenspiel zu spielen. Allerdings ist bislang niemand über das Verlesen der Grundregeln hinausgekommen (siehe Kasten). Gewinner einer Partie *Gruezi Kärtli* soll übrigens derjenige sein, der es schafft, die körperlichen und geistigen Eigenschaften der Weltbevölkerung um 31 % zu optimieren.

Gruezi Kärtli – ein paar ausgesuchte Regeln:

- Entladene Milch wird wie ein Joker behandelt.
- Der Nicht-Geweihträger darf aus Fairnessgründen beim Geweihträger in die Karten gucken, da dieser sowieso des anderen Gedanken liest.
- Eichblatt sticht Mais, Mais sticht Rübe, Rübe sticht alles außer Holzkarten.
- Holzkarten sind aus Birke herauszusägen; wer eine Sieben sägt, muss vier lecken, es sei denn Socken sind Strumpf.
- Das Krokodil sollte in jeder Runde gefüttert werden, da es sonst verhungert.
- Kartoffeln zählen das Vierfache ihrer Augen, wenn sie ins letzte Loch gegenüber versenkt werden.
- Am Zug ist man reihum; wer in Frankfurt Hbf ankommt, darf 17 Karten ziehen.
- Bekennt sich ein Bube zu einer Dame, so bilden sie ein Paar und dürfen sich ablegen.
- Schafft eine Spielerin im Verlauf der Runde eine Geburt, ohne dass es jemand bemerkt, erhält sie 12 Punkte und einen neuen Buben.

Am Morgen des 1. Januar 2000 brechen Beamte der Gendarmerie Plattenbödeli die Tür zu Lichtlebens Labor auf. Sie finden den Greis aufrecht sitzend unter seinem *Energie-Verdichterli*.

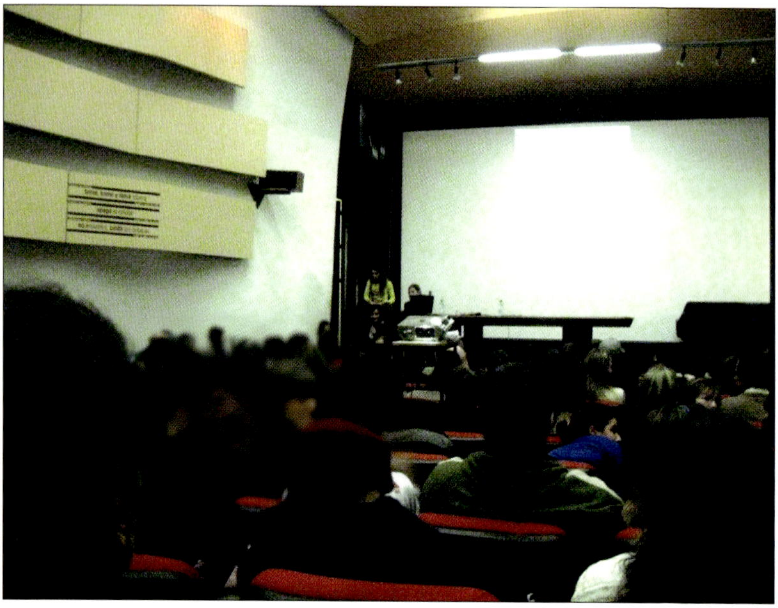

Toll! Nach dem Verlesen der Gruezi Kärtli-Regeln (3 Wochen) geht's los.

Trotz mehrfacher Ansprache reagiert der wohl bedeutendste Wissenschaftler dieses Tales nicht. Kasimir Lichtleben ist tot.

Die Obduktion am Berner Gerichtsmedizinischen Institut ergibt, dass der große Sohn Appenzells bereits fünf Jahre zuvor verstorben ist. »Ein einmaliges Ereignis! Obwohl wir den Todeszeitpunkt exakt bestimmen können, war der Leichnam so gut erhalten, als wäre er noch am Leben.«

Die Verbundgemeinde Plattenbödeli verneigt sich im Jahre 2004 vor ihrem bahnbrechenden Bezwinger der Materie mit einer Gedenktafel, die an seinem Geburtshaus angebracht wird. Darauf steht geschrieben: »Hier baut die Fa. Noedli & Söhne Komfort-Ferienappartements mit Tiefgaragenplätzen.«

DER CHECK:
Fünf Fragen an mich selbst:

1. Mein Mann und ich wollen eine Widdertherapie machen. Was brauchen wir dafür?

a) Schwung
b) Helme
c) Motorräder

2. Wenn ich es unter ein Gipfli-Kreuz stelle, kann ich dann auch ein Schiff entladen?

a) Ja
b) Nein
c) Nicht alleine

3. Mein Mais will nicht wachsen. Was singe ich ihm vor?

a) *Der Mais ist gekommen* von *Die Maistersinger*
b) *Ein Bett im Maisfeld* von Johannes B. Körner
c) *Kolbenfresser* von *Truckstop*

4. Würde ich eine Brieffreundschaft mit einem imaginären Freund eingehen?

a) Warum nicht?
b) E-Mail ist billiger
c) Nur wenn er anzügliche Schmuddelbriefe schreibt

5. Wie teuer sind die Ferienappartements, und gibt es dort einen Skilift?

a) 1000 € monatlich
b) nur einen Ski-Pater-Noster
c) www.appartli.ch

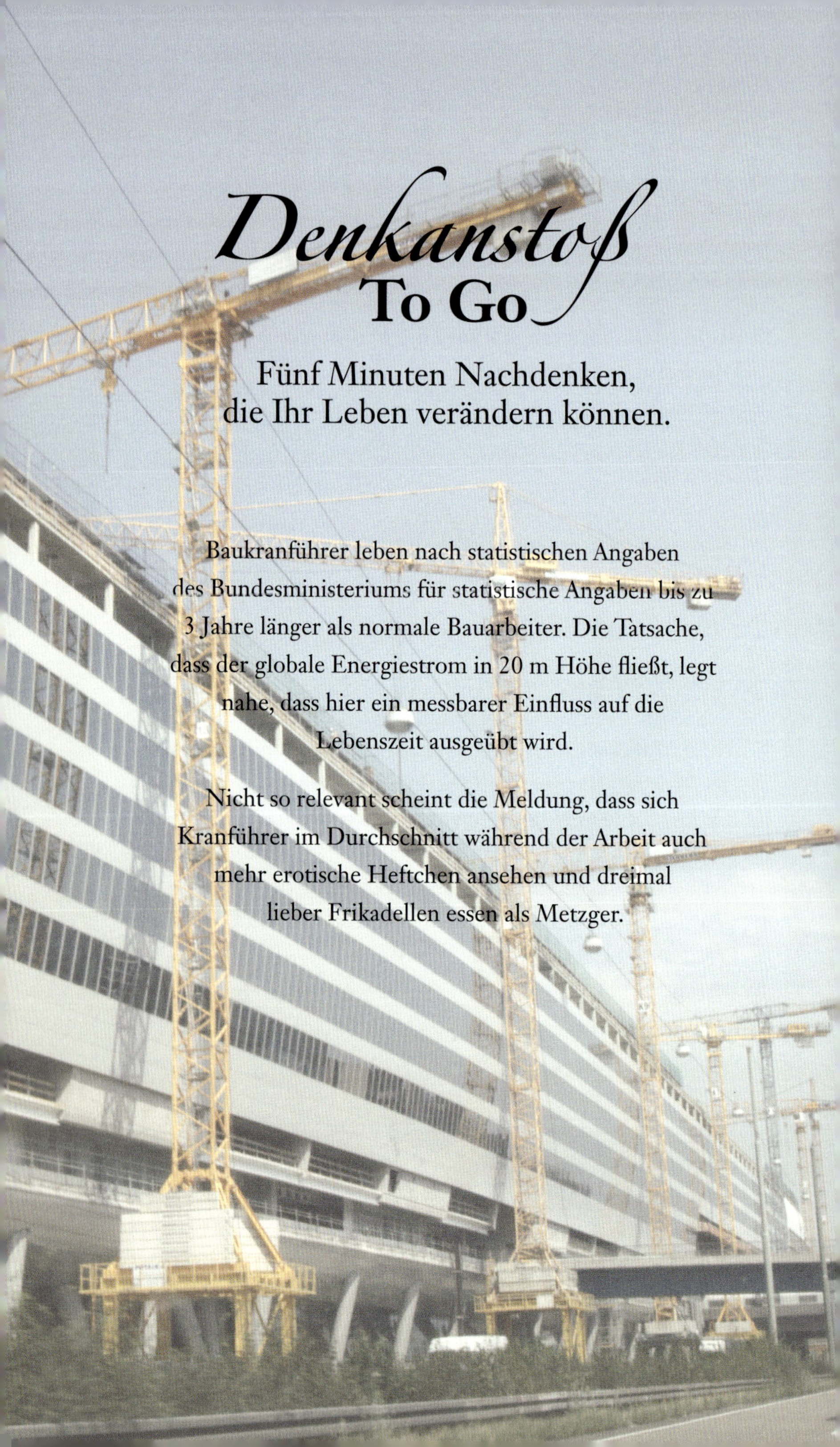

Denkanstoß To Go

Fünf Minuten Nachdenken, die Ihr Leben verändern können.

Baukranführer leben nach statistischen Angaben des Bundesministeriums für statistische Angaben bis zu 3 Jahre länger als normale Bauarbeiter. Die Tatsache, dass der globale Energiestrom in 20 m Höhe fließt, legt nahe, dass hier ein messbarer Einfluss auf die Lebenszeit ausgeübt wird.

Nicht so relevant scheint die Meldung, dass sich Kranführer im Durchschnitt während der Arbeit auch mehr erotische Heftchen ansehen und dreimal lieber Frikadellen essen als Metzger.

Direkt-Losleg-Seite

Die Faltenfreiseite

Schluss mit Botox.
Botox ist ein industriell gefertigtes Nervengift
mit unvorhersehbaren Risiken.
Wir gehen den natürlichen Weg zum
faltenfreien Gesicht.
An der gestrichelten Linie heraustrennen.
Diese Seite ist mit Curare-Pfeilgift
getränkt und reicht nach Destillation
für 435 Gesichtspfeile.

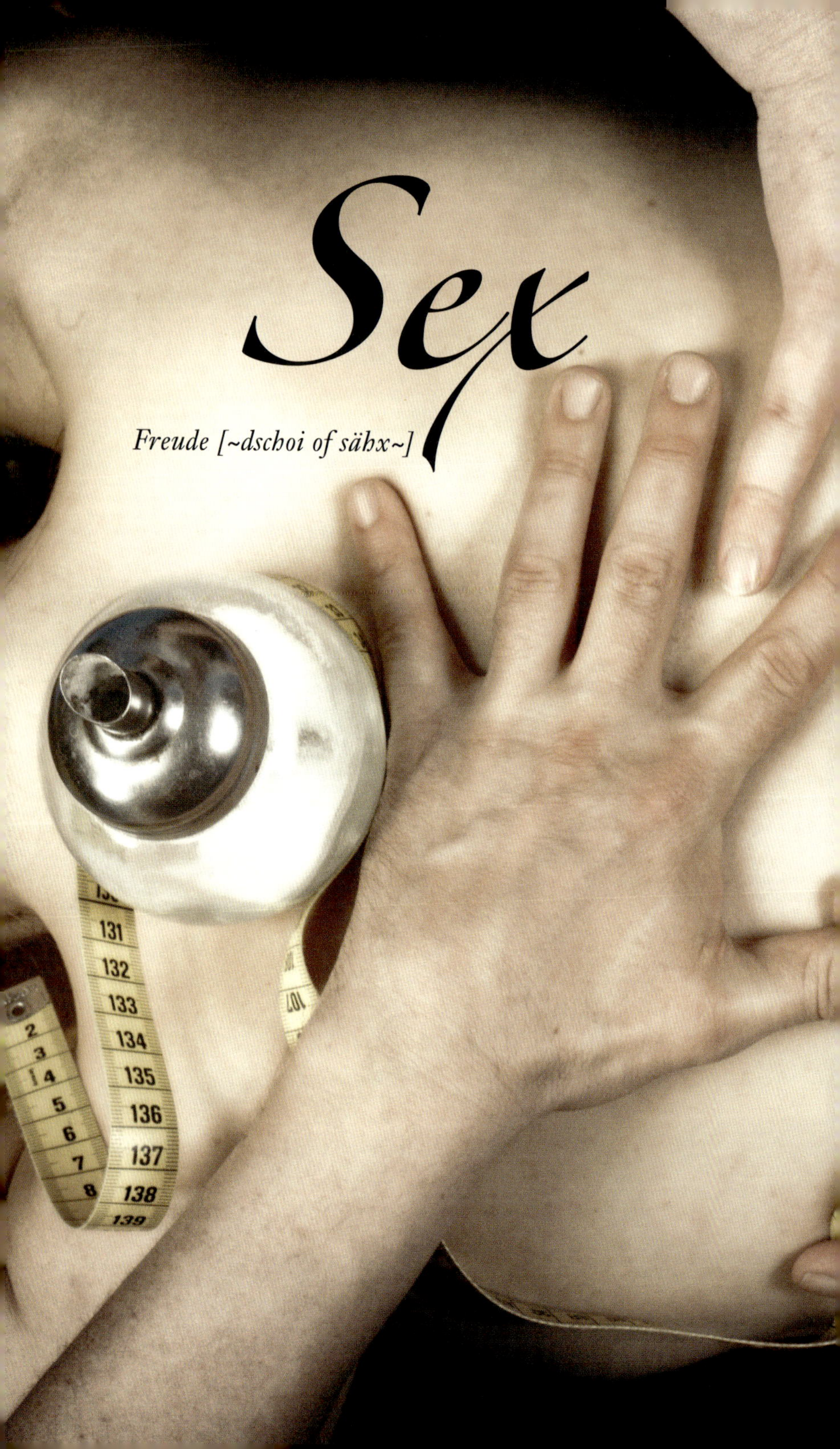
Sex
Freude [~dschoi of sähx~]

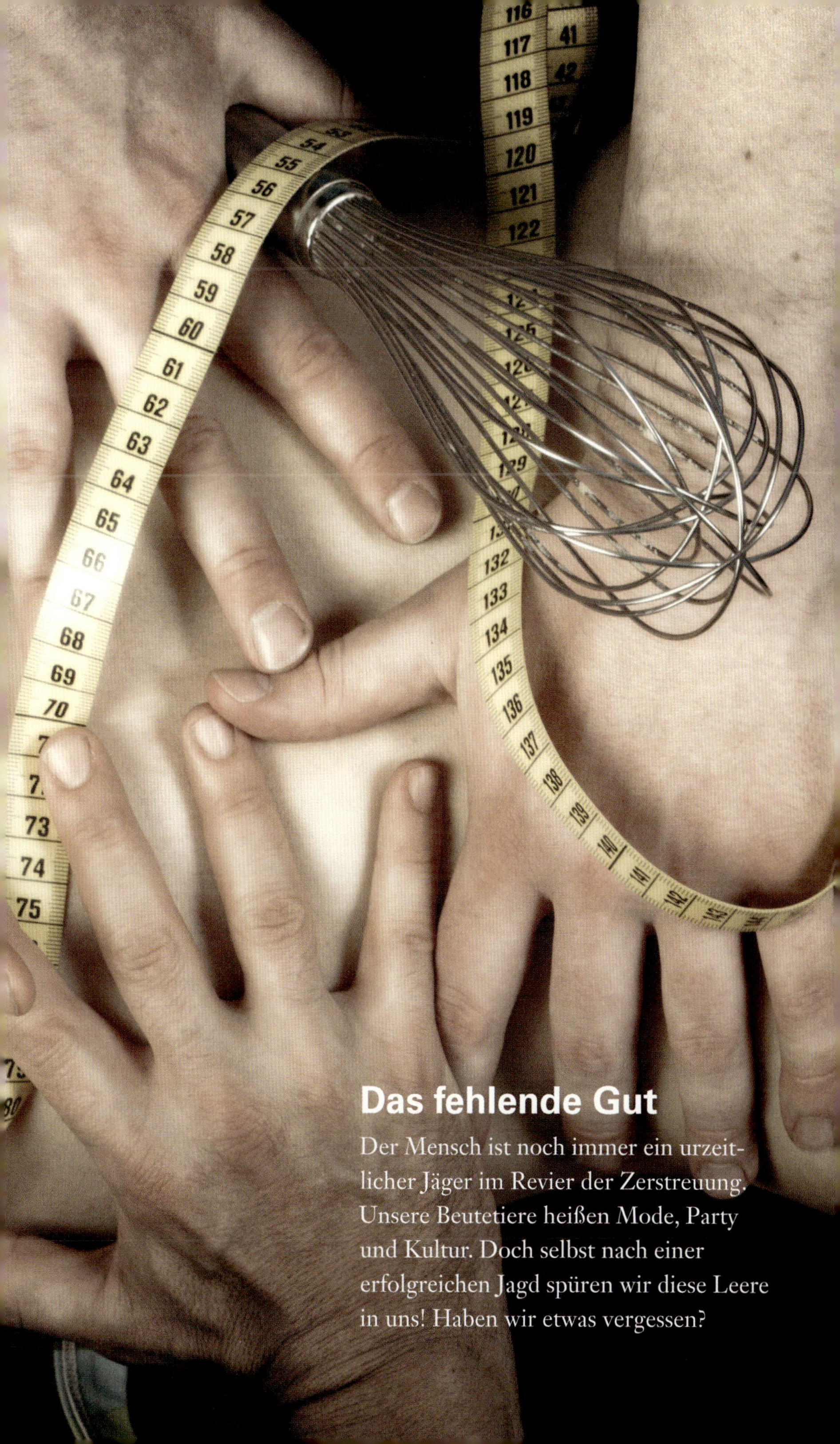

Das fehlende Gut

Der Mensch ist noch immer ein urzeitlicher Jäger im Revier der Zerstreuung. Unsere Beutetiere heißen Mode, Party und Kultur. Doch selbst nach einer erfolgreichen Jagd spüren wir diese Leere in uns! Haben wir etwas vergessen?

Eine gute Idee

Seit der sexuellen Revolution können wir es mit jedem überall tun. Warum tun wir es dann nicht?
Dabei denkt ein Mann doch alle sieben Sekunden an Sex, Frauen alle drei Sekunden und Regenwürmer wechseln sogar das Geschlecht.

Sex – warum nicht?

Was ist die natürlichste Sache der Welt? Nun, Amöben fallen übereinander her, Muscheln treiben es wie die Hasen, die es wie die Krokodile tun, teilweise sogar noch in Krokodilen.

»Wenn Sprache das Lied des Lebens ist, dann ist Sex die Melodie«, sagte einmal der französische Hausmeister Maurice Beauléreau. Durch Sex sind wir in der Lage, mit unserem Partner auf einer höheren Ebene zu kommunizieren und Einigkeit zu erreichen. Ist dies nicht auch der Schritt in eine bessere Welt? Was wäre passiert, wenn sich beispielsweise George W. Bush und Saddam Hussein gemeinsam den Wonnen der Liebe hingegeben hätten? Welcher Wirtschafts-Tycoon wäre in der Lage, abertausende Arbeitnehmer zu feuern, mit denen er noch kurz zuvor das Kopfkissen teilte? Und würde sich das Verhältnis zu den Schwiegereltern nicht auch von Grund auf verbessern?

Natürlich ist Sex anstrengend, aber es ist wissenschaftlich belegt, dass wir während der sexuellen Ekstase unseren kreativen Höhepunkt erreichen. Versuchen Sie mal, beim Sex zu malen, Gedichte zu schreiben oder gar mathematische Gleichungen zu lösen. Sie werden erstaunt sein, dass Sie zu mehr in der Lage sind als nur zu billigen Paarreimen. Es gelingen auch härteste Stabreime. Die amerikanische Raumfahrtbehörde NASA hat aufgrund dieser Erkenntnis in ihren Laboratorien sogar gemischte Gruppen eingeführt.

Sex kann aber auch eine praktische Hilfe sein. Männer, die guten Sex haben, sparen Tausende von Euro beim Autokauf, weil sie keinen Penisersatzporsche benötigen.

Umgekehrt sind Frauen mit gutem Sex gesünder, da sie offensichtlich keine Migräne haben.

Sex – aber wie?

Ganz offensichtlich findet Sex statt. Selbst unsere Eltern müssen Sex gehabt haben – aber sie hatten den furchtbarsten Sex aller Zeiten: ohne hingucken, mit einem Loch in dem zwischen die Körper gelegten Betttuch. Einmal. Wenn Sie Geschwister haben, etwas häufiger. Kalt, funktional, unter strenger Aufsicht der neben dem Bett aufgereihten Großeltern, Verwandten und Nachbarn. Wer will ihnen einen Vorwurf machen? Damals gab es noch kein Fernsehen.

Wir sind anders. Modern, aufgeschlossen und hungrig schnippeln wir Löcher in unsere Betttücher, um auf der anderen Seite einen Partner zu finden, zumindest auf Halloween-Partys.

Ziehen wir uns das Betttuch vom Kopf und blicken wir unserem animalischen Sex in die Augen. Es muss doch noch mehr geben als das gelangweilte Rein-Raus in der Missionarsstellung kurz vor dem Einschlafen.

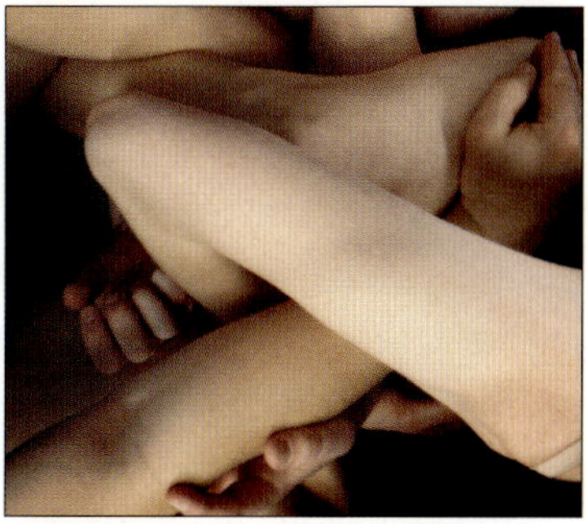

Warum zelebrieren wir nicht mal ein Fest der Liebe? Fahren Sie doch mal auf einen dunklen Autobahnparkplatz und treffen dort willige, anonyme Partner. Das ist aufregend, kostenlos und total romantisch. Hier kann man das mediale Zerrbild vom idealen Körper mal ordentlich revidieren. Man sollte sich ohnehin nicht jedem Modediktat unterwerfen, z.B. dem Waschen.

Mein schönstes Erlebnis 1:

Eingesandt von Heike S. per SMS: »Ich zündete eine Kerze an, und Micha legte die »Best of Phil Collins« auf. Es war recht romantisch, bis die Kerze umfiel und unsere künstliche Leopardenfell-Tagesdecke in Brand setzte. Fünf Minuten später fanden wir uns, immer noch nackt, im Garten wieder und starrten auf unser lichterloh brennendes Haus. Im Schein der Flammen liebten wir uns ein ums andere Mal, es war unbeschreiblich. Eine bleibende Erinnerung an diesen tollen Abend sind die 250 Fotos, die die Feuerwehrleute von uns machten.«

Oder erinnern wir uns an die Klopsi aus dem Michu-Pachu-Becken (siehe Kapitel »Die Klopsi«). Sie befruchten einen Baum und lassen sich von einem Baum befruchten. Gerade für schnellen, unkomplizierten Sex eignen sich Bäume hervorragend: Bäume gibt es wie Bäume im Wald, willige Sexualpartner gibt es wie freie Parkplätze in der Innenstadt. In einem alten Lied der Klopsi heißt es: »Am Morgen zog ich aus auf der Suche nach einem Baume, am Abend fand ich die Liebe und Rinde in meinen Haaren. Auch auf dem Kopf.«

Das wohl unverkrampfteste Verhältnis zum Sex haben die afrikanischen Hurare auf der singalesischen Halbinsel. Dieses hochgewachsene, edle Maniokbauernvolk unterliegt nicht denselben gesellschaftlichen Fesseln, die uns und unser Verhältnis untereinander so beeinträchtigen. Ihr hoch entwickeltes Miteinander beruht auf völliger Gleichstellung aller Stammesmitglieder. Dies schlägt sich vor allem in ihrem fein entwickelten Sexualleben nieder. Es gibt keine ausschließlichen Bindungen, keine Hierarchie und keine Diskriminierung. Kinder werden liebevoll vom gesamten Stamm großgezogen. Alte Menschen werden respektiert und auch bei ihnen hat der Sex weiterhin einen hohen Stellenwert. Kennen die Klopsi kein Wort für Arzt, so haben die Hurare keinen Begriff für *Familientherapeut*. Allein das Gefühl, jederzeit und mit jedem die göttliche Verschmelzung erleben zu können, macht die Hurare zu den vielleicht glücklichsten Menschen der Welt.

Lieben Sie sich frei wie ein Hurare. Ihre für uns ungewöhnlichen Praktiken machen Spaß! Entwickeln Sie ein neues Selbstwertgefühl, indem Sie sich, Ihren Partner und Ihre Körper neu entdecken.

Das hohe Buch der Liebeskunst der Hurare

Für die Hurare-Frau gibt es nichts Schöneres, als das Geräusch knackender Knochen, wenn sie ihrem Partner beim Liebesspiel mit Steinen das Gesicht massiert.

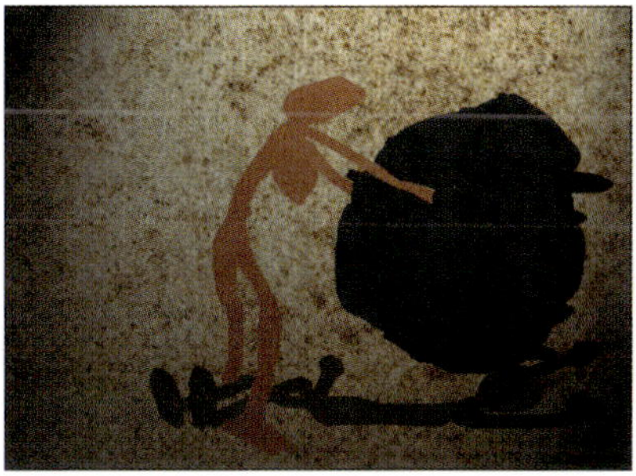

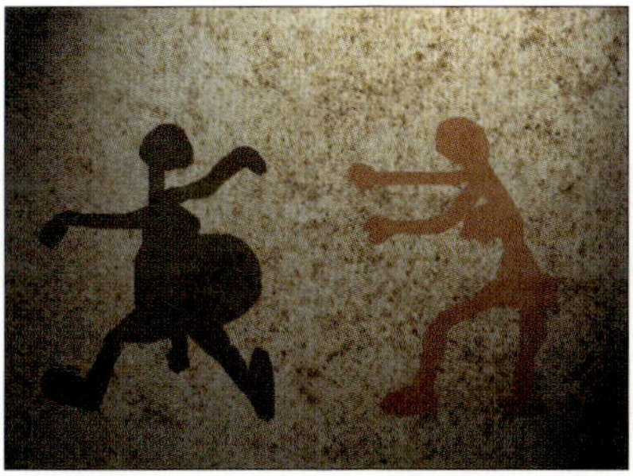

Die Hurare lieben den verspielten Sex. Diese zwei hier spielen Verstecken. Na, wo ist die Riesenschildkröte?

Ein Gebissschutz mindert bei dieser Position den Genuss. Sie heißt übrigens *Der Tritt des Elefanten*.

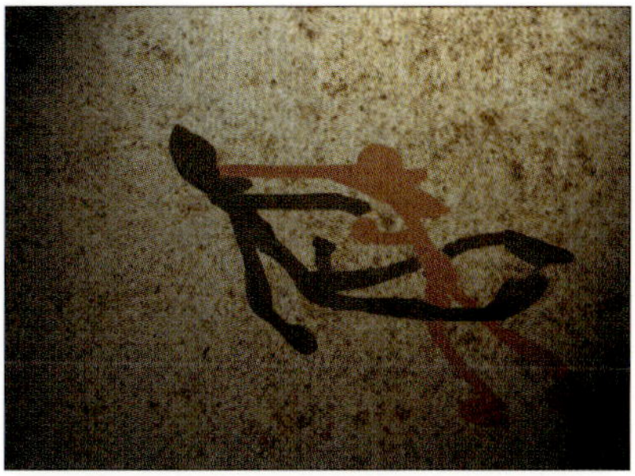

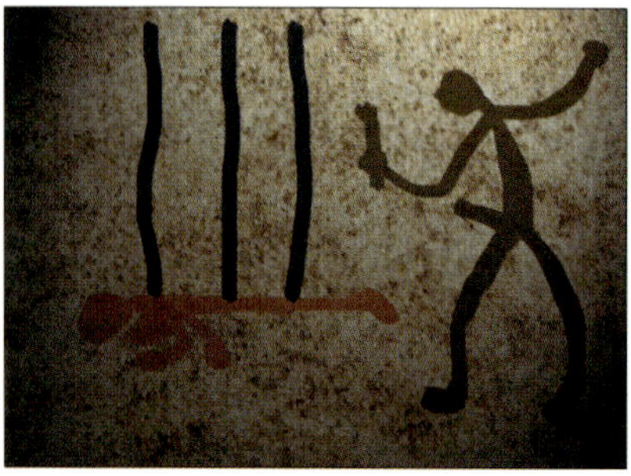

Das Streicheln mit dem honiggetränkten Affenschwanz löst ungeahnte Gefühle in ihrem Körper aus. Die Angelhaken in ihrem Rücken sind aus Fischknochen. Da kommen auch schon die Termiten.

Ein bisschen Übung braucht das Liebespärchen schon, um den großen Wurf zu landen. Der Rücken des Partners darf das Nagelbrett nicht verfehlen, denn über die Brust aufgenommen wirkt das Pfeilgift nur halb so stark.

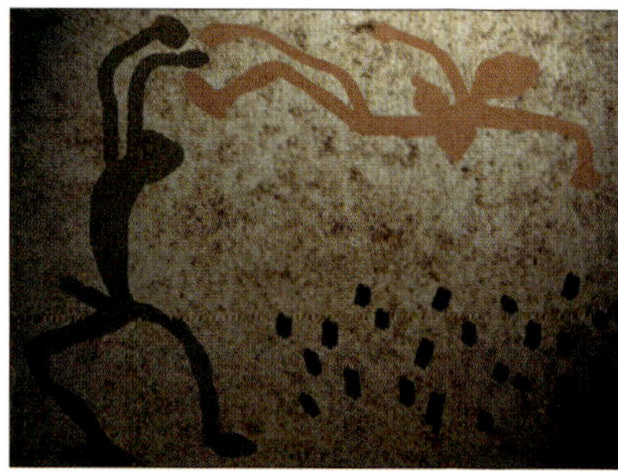

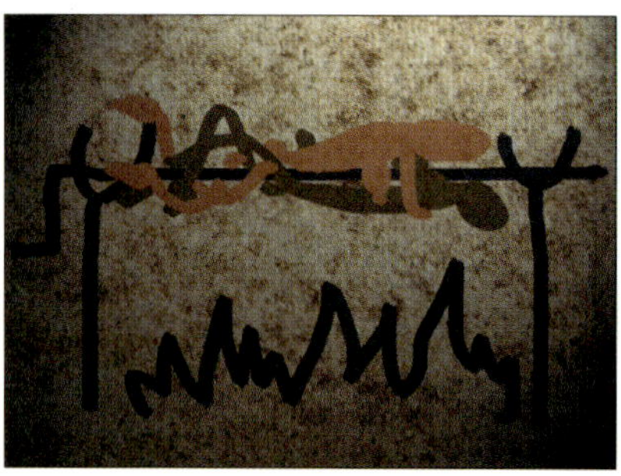

Eine heiße Liebesnacht voll kochender Leidenschaft. Neckisch streiten sie sich, wer unten liegen darf.

Ein kleines Gruppensexspielchen. Sieben Männer und sieben Frauen versuchen, gemeinsam im Dunkeln Sex zu haben und dabei dem Nashorn auszuweichen.

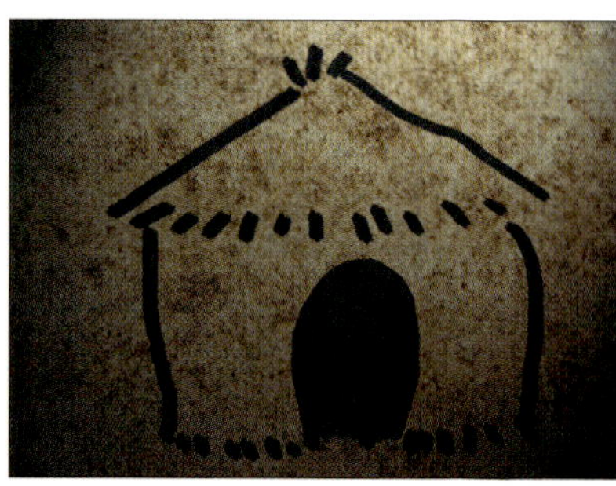

Mein schönstes Erlebnis 2:

Howard P. via E-Mail: »Ich war einsam auf meiner Straußenfarm. Dann sah ich die Annonce im *Outback Farming Chronicle*. Normalerweise mache ich so was nicht. Wir gingen aus und nach 3 Monaten kam es zu ersten Berührungen. Unser Sex war unglaublich, sie kann Dinge, ich könnte ihnen was erzählen. Ich bin der glücklichste Farmer von hier bis Sydney, schließlich ist meine Partnerin das schönste Känguru südlich des Ayers Rock.«

Natürliche Aphrodisiaka

Mit Viagra und ähnlichen Produkten hat die kalte Chemie Einzug in das jahrhundertealte Reich der Sinnlichkeit gehalten. *Bewusstlos zum Glück* hat für Sie eine Liste von sieben natürlichen und wirkungsvollen Aphrodisiaka zusammengestellt. Lassen Sie sich verführen, lassen Sie sich anregen, stürzen Sie sich auf Ihren Partner.

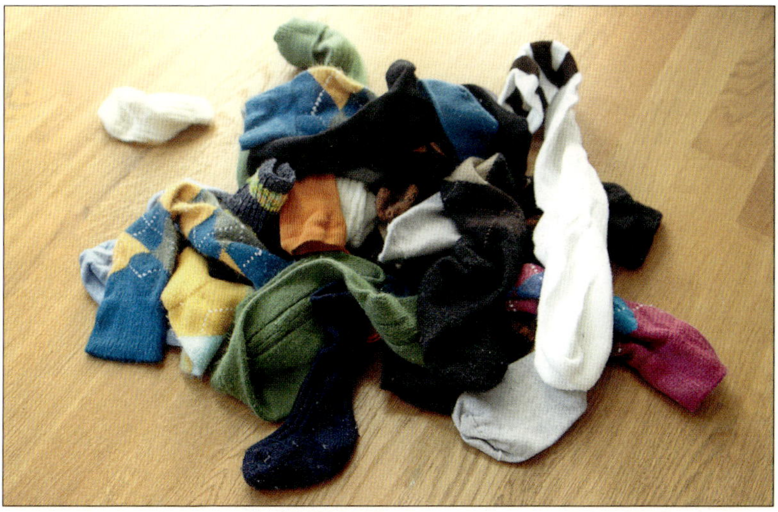

Getragene Strümpfe von Unbekannten bergen eine fremde Welt atemberaubender Gerüche. Toll: Es gibt nie Streit – denn von Socken gibt es immer zwei.

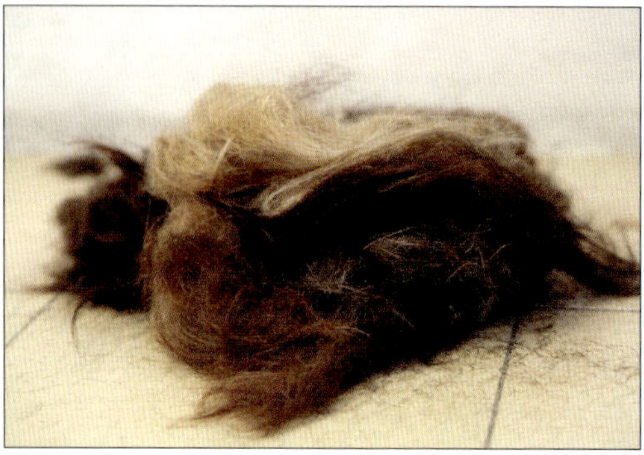

Haare anderer Leute: je mehr, desto besser. Sammeln Sie Haare bei den Friseuren Ihres Viertels und bereiten Sie sich ein kuscheliges Liebesnest.

Schnecken zuzugucken ist sehr gefährlich. Die glitschigen, muskulösen Körper der sich windenden Tiere sind so erregend anzusehen, dass akute Herzinfarktgefahr besteht.

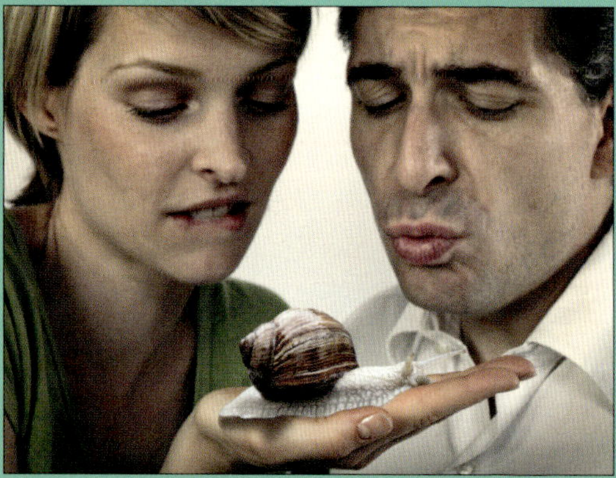

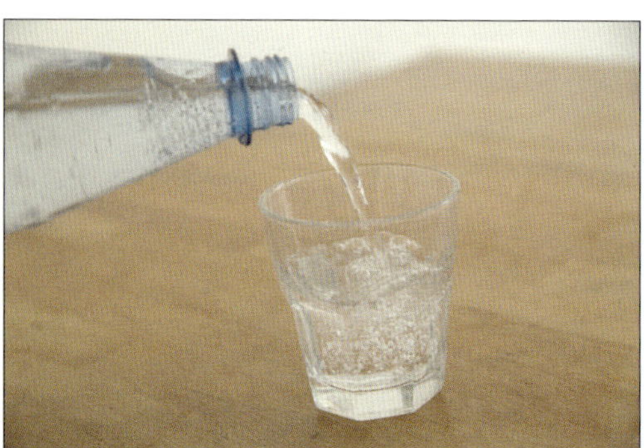

Mineralwasser. Sie können es trinken, Sie können sich damit einreiben. Den vielfältigen Spielarten von Mineralwasser sind einfach keine Grenzen gesetzt.

Entladene Milch (nach dem Verfahren des Kasimir Lichtleben hergestellt) ist das heißeste Aphrodisiakum, das momentan in Bioläden zu kaufen ist. Vielleicht sogar noch wirkungsvoller als Kümmel-Kinder-Riegel.

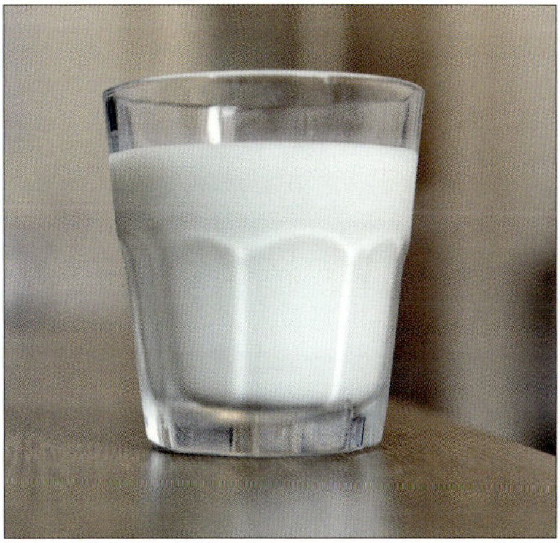

Zigaretten und viel Alkohol gelten zu Unrecht als hemmend. Das ist wissenschaftlich falsch, denn hier liegt die Betonung auf viel. Unsere Probanden konnten sich zwar nicht mehr an ihren Sex erinnern, schilderten ihn aber in blumigen Worten.

Autobatterien sollten schon 24 Volt und 500 mAh haben. Schließen Sie sich mit Ihrem Partner an eine Überbrückungskabelklemme an und schon gibt es beim Küssen dieses süße Kribbeln, die Muskeln verhärten sich und Brustwarzen und Haare stellen sich auf.

Mein schönstes Erlebnis 3:

Peter F., per Annonce: »Wir haben einen tollen Ort gefunden! Vergesst die Umkleide bei C&A, die Autowaschanlage oder die Besenkammer. Vor ein paar Tagen machten wir es zum allerersten Mal in unserem Bett, da war es gemütlich und nicht so kalt. Eine ganz neue Erfahrung – wir finden, jeder sollte Sex im Bett haben, das ist der Wahnsinn!«

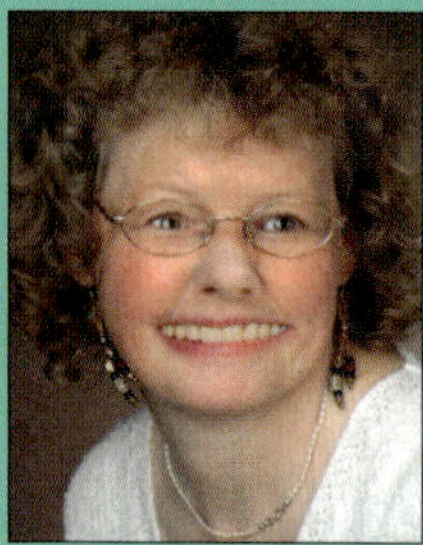

Was die Experten sagen:

Philatelistin Dr. Jeanette Rosenbaum: »Mein Interesse an Sex deckt sich zu 100 % mit meiner Sammelleidenschaft. Neben Briefmarken sammle ich gebrauchte Kondome berühmter Persönlichkeiten. Ich tausche gern.«

Die absoluten No-Nos

Was Sie beim Sex auf gar keinen Fall benutzen sollten:

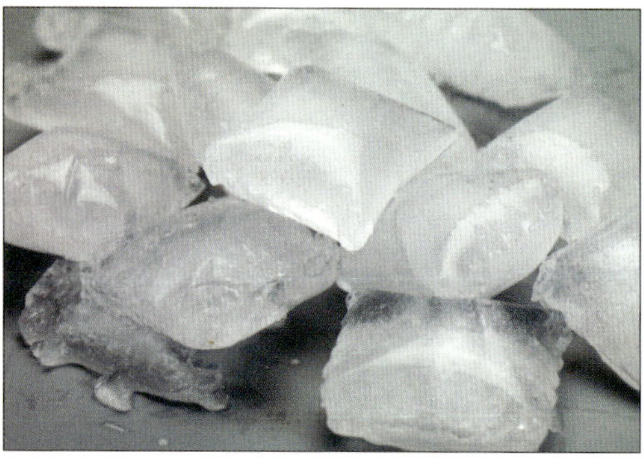

Eiswürfel sind absolut widerlich. Wer weiß, was für Keime in dem Wasser drin sind? Denken Sie daran: Wir spülen unser Klo mit Wasser …

Austern werden lebendig gegessen. Klingt verlockend? Würden Sie immer noch Sex haben wollen, wenn Ihr Partner die Zähne in ein quiekendes Schwein schlägt?

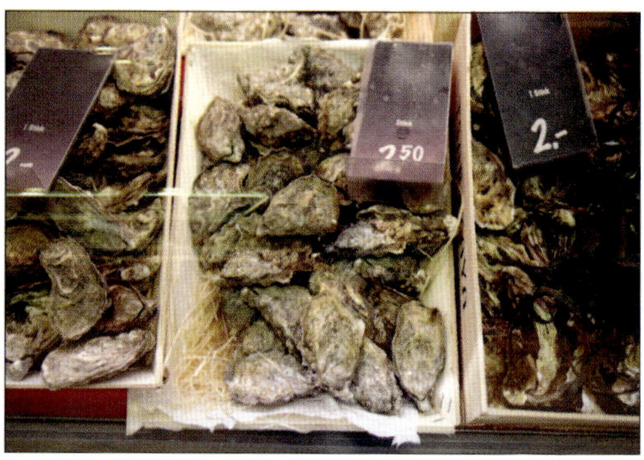

Champagner ist der Lustkiller Nr. 1. Da ist definitiv zu wenig Alkohol drin (siehe auch *Zigaretten und viel Alkohol*).

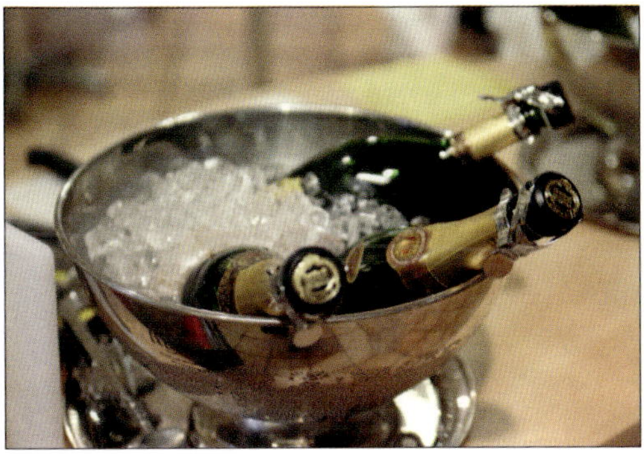

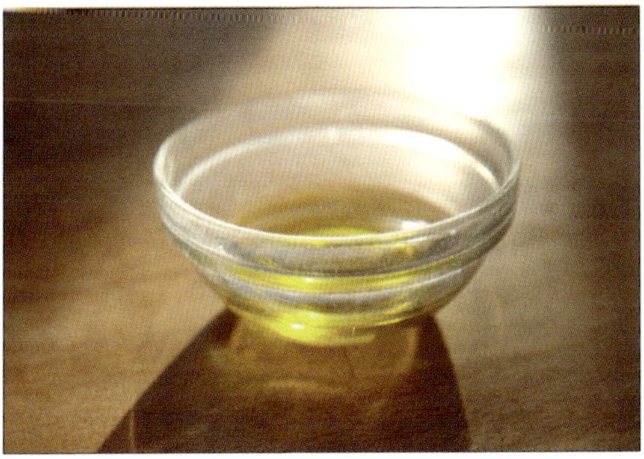

Massageöl benutzen nur gewissenlose Egoisten. Die Ölreserven reichen vielleicht noch 30 Jahre, schön dass Sie es verschwenden. Öl gehört in den Salat und nicht auf den Körper.

Kuschelwurm 7 wird auf Seite 30 dieses Buchs als *Wurmgesänge für Verliebte* empfohlen. Davon raten wir an dieser Stelle wieder dringend ab. Bei dieser Regenwurm-Gesangskompilation handelt es sich um sentimentalen Kitsch – da können Sie genauso gut André Rieu hören.

Mein schönstes Erlebnis 4:

Charlotte G.: »Vor einigen Jahren strandeten wir nach einem Schiffsunglück auf einer einsamen Insel. Plötzlich fiel der ganze Alltagsstress von uns ab, unser Sex war viel schöner als sonst, wir nahmen uns mehr Zeit füreinander. Trotzdem: Falls jemand diese Flaschenpost findet, schickt uns doch bitte ein Schiff …«

DER CHECK:
Fünf Fragen an mich selbst:

1. Morgen habe ich die wichtigste Prüfung in meinem Leben. Wie bereite ich mich optimal vor?

a) Ich habe Sex, viel Sex mit vielen Drogen
b) Ich lerne zölibatär
c) Ich versuche ein Attest wegen Geschlechtskrankheiten zu bekommen

2. Ich bin ein arbeitsloser Unfallchirurg, wo genau liegt die singalesische Halbinsel?

a) Unten
b) Links
c) An der anderen Hälfte

3. Ich sitze in der Prüfung und habe einen Schädel von den Drogen. Was tun?

a) Ich bedaure, dass ich nicht gelernt habe
b) Ich versuche das Attest nachträglich zu fälschen
c) Ich habe Sex mit dem Prüfer – mit noch mehr Drogen

4. Wie kann ich meinen Durst mit Mineralwasser stillen, ohne gleich wuschig zu werden?

a) dabei kalt duschen
b) festbinden lassen
c) direkt Champagner hinterher kippen

5. Als ich heute Morgen in der Drogenklinik aufwachte, hatte ich keinen Schulabschluss. Was jetzt?

a) Was weiß ich!
b) Keine Ahnung!
c) Sex und Drogen!

Direkt-Losleg-Seite

Der Starschnitt

Die Jodamatte, Teil 4.
An der gestrichelten Linie heraustrennen.

Worte der Nachbereitung

Liebe/r Leser/in

Sie haben *Bewusstlos zum Glück* gerade durchgelesen.
Oder lesen Sie immer erst das Nachwort?

Sollten Sie es richtig rum gemacht haben sind Sie, ja Sie, jetzt ein besserer Mensch.
Bewusstlos zum Glück hat Sie um 34 % gesteigert.
Jetzt ist es an Ihnen diese Steigerung zu einem Gebirge heranwachsen zu lassen. Sie können es!
Das können wir fühlen.

Bis zu uns in die Karibik, wo wir natürlich nicht nur aus steuerrechtlichen Gründen leben, sondern auch aus finanziellen.
Sie sehen, auch uns hat *Bewusstlos zum Glück* zu einem sorgenfreien Leben verholfen, Kokosnüsse inklusive.

Sie legen nun ein hochwertiges Buch aus den Händen, an dem führende Koryphäen der alternativen Medizin, unzählige Religionswissenschaftler und Wünschelrutengänger der Spitzenklasse nicht mitgeschrieben haben. *Bewusstlos zum Glück* entstand unter beispiellosen Recherchen in einer hastigen Mittagspause auf der Innenseite eines Joghurtbecherdeckels. Dieser wird derzeit im *Metropolitan Museum of Oer-Erkenschwick* in einem luftdichten Mülleimer verwahrt und wird von der UNO vielleicht zum Weltkulturerbe erklärt.

Das von ihnen durch die Lektüre erworbene Wissen ist übrigens nicht frei weiterverkäuflich. Sollte Ihnen also gegenüber Freunden, Partnern oder Kindern die ein oder andere Textstelle herausrutschen, überweisen Sie bitte den dafür fälligen Lizenzbetrag auf eines unserer Konten.

Wir beschließen hiermit den ersten Teil der 24-bändigen Lebensverbesserungs-Enzyklopädie »Bauchgefühl und fixe Ideen«. Denken Sie daran, das Abo ist unkündbar. Freuen Sie sich auf Band Zwei »Tätowierungen weglecken erfordert Geduld«.

Denn wie heißt es in der uralten

Weissagung der Klopsi-Indianer

»Der Wald ist deine Mutter.
Der Baum dein Bruder.
Die Früchte deine Cousins.
Der Fremde dein Gast.
Der Gast dein Baum.
Der Ast sein Arm.
Der Honig schwer zu kriegen.
Das Wetter ist gut.
Liebe Grüße, deine Klopsi«

Aloha,

Ihr Autorenteam

Das Kleingedruckte/Haftungsausschluss

[Um diesen höchst uninteressanten Text oben in seiner Gänze zu erfassen benötigen Sie lediglich ein handelsübliches Rasterelektronenmikroskop.
Das Autorenteam versichert aber, den Text irgendwann einmal selbst zu lesen und nichts, aber auch gar nichts, von Belang darin entdecken zu können.
Vor allem nichts zu dem Abonnement.]

– Anzeige –

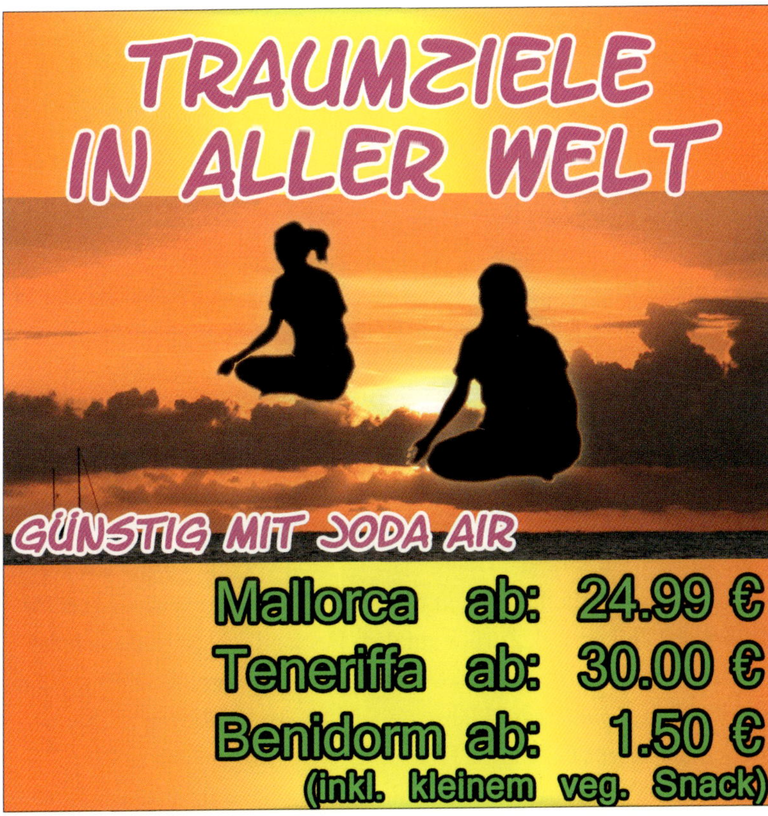

TRAUMZIELE
IN ALLER WELT
GÜNSTIG MIT JODA AIR
Mallorca ab: 24.99 €
Teneriffa ab: 30.00 €
Benidorm ab: 1.50 €
(inkl. kleinem veg. Snack)

Biographie des Autorenteams

ONKeL fISCH sind Adrian Engels und Markus Riedinger.
Seit März '94 arbeiten sie gemeinsam am Schreibtisch, im Studio oder auf der Bühne. Herausgekommen sind zehn abendfüllende Programme, die ONKeL fISCH quer durch die ganze BRD führten, mehrere tausend Radiosketche für Eins Live, WDR 2, SWR, HR, MDR, NDR und Fernsehauftritte, -formate und -sendungen, sowie neun CDs.
Bewusstlos zum Glück ist ihr erstes Buch.

Gegendarstellung des Autorenteams
Die oben abgedruckte Biographie ist frei erfunden und entspricht nicht für 50 Pfennige der Wirklichkeit.
In Wahrheit heißen dic Autoren Jürgen Shri-Ranjesh Schibulske und Li Peng. Nach einer frühen Nahtod-Erfahrung begannen sie ein Studium der Fensterputzerei an der *Free Mind University of Tai-Peh*. Danach zogen sie wie alle traditionellen Meister der Nagelpflege mit einem inkontinenten Wasserbüffel durch Mittelasien. In Madrid beispielsweise verdingten sie sich als chinesische Wünschelroutenplaner und pflückten Tee an der Rooibos-Zimt-Küste Schwedens. Mit dem verdienten Geld kauften sie 1963 die kleine Insel La Gomera und eröffneten dort eine Igelwurstfabrik. In der Zeit des großen Igelsterbens im Winter '63 drohte der Hungertod. Zurück auf dem Festland schlossen sie sich der Pariser Künstlerkommune *Les Confitures* an und vergruben sich aus konzeptionellen Gründen zwei Jahre im Schlick. An Erfahrung reicher beginnen die allseits bekannten Herrenjahre von Jürgen und Li Peng. Die Sanistech-Fabriken in Rumänien, die Eastern-Creepingstöcke-Absägerei Kitzbühel und die Fastfood-Kette McSmog (»Smeckt bei Smog!«) sind hinlänglich erforscht. Nach einem verlorenen Urheberrechtsstreit um die Herausgabe ihres Familienromans »Die Buddenbrooks« kehrten sie enttäuscht Deutschland endgültig die Kräuterkerze zu.

Bewusstlos zum Glück ist ihr zweites Buch.

ONKeL fISCH sagt Danke:

Stephan Martin Meyer, Holger Müller, Rainer Holz, Gesa und Tina, Dr. Jeanette Rosenbaum, Gerd Wiechcinski, Alex Stelkens, Anke Rose, Judith Ngo, Achim Mantscheff, Friedemann Weise, Martin Bechler, und allen bei »WortArt«, der Kräuterkerzen-Akademie Zürich, Ulf Pohlmeier, Uli Krapp, 1Live, der Grillstube Saloniki, Andreas Müller, Kemal Goga, Sabine Kühn, dem SWR, Andreas Neuhaus, Fabian Raphael, dem WDR, dem Edward Robe Fund San Francisco, Karin Zahn, Axel Beyer, dem Elektro-Restaurant Dynamo Dresden, Peter Lack, Elmar Metz, Klaus-Jürgen »Knacki« Deuser, Thorsten, Jutta, Dennis, Christian und dem ganzen Nightwash-Team, Paulus Vennebusch, der Kasimir-Lichtleben-Stiftung Appenzell, dem International Igel Institute Paraiso La Gomera, Andreas Falentin, Mark Britton, Manny Scheerer, Dürbeck & Dohmen, dem Laurens de Grooteburg Dachstuhlmuseum München, Mathias Mandt, Philipp Mandt, der Kölner Joda-Flugschule, Ulrich Otto und allen bei »Radical«, den Secret-Service-People, der NASA, Birgit Klumpp, Andreas Fuchs, EinsPlus, Kuschelwurm Records Int., Michael Zeiß, Sarina Fischer, Denise Kitanov, Jan Geiermann, Heidrun Buchmaier, Borussia Heimaterde Neuruppin e.V., dem Dalai Lama, Oliver Kalkofe, Hennes Bender, den vielen lustigen Kollegen und allen Comedy-Veranstaltern dieser Welt.

Und natürlich Vera und Antonia & Gesa & Henrike, die uns den ganzen Tag Quatsch machen lassen.

ONKeL fISCH bedanken sich außerdem gegenseitig.